小秘方治百病

小毛病自己動手DIY

高嵐◎編著

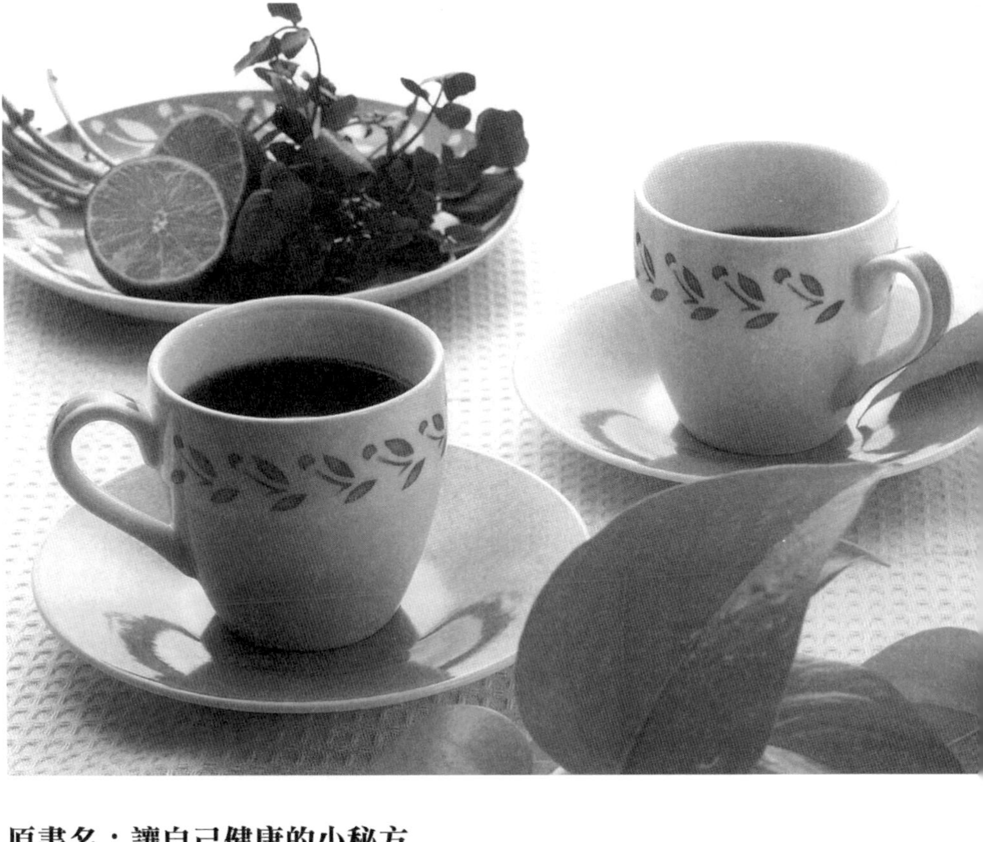

原書名：讓自己健康的小秘方

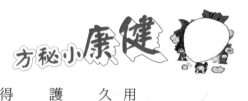

保養勝於治療

高嵐

健康不是一天養成的，必須時時維護、處處注意。人的身體就如一部機器，用久了功能難免會發生故障，但若平日多注重維修，將使功能常保如新，保持長久。

今日健康的觀念或許應著重在「有病治病，無病養生」，亦即平日多加維護，病痛來時適時診治。

人吃五穀雜糧，難免有個三病兩痛，但半大不小的毛病，就去看醫生似乎顯得大驚小怪；若不就醫，又感覺渾身不對勁兒，這時您該怎麼辦？

建議您不妨自我問診，對症下藥，將助益您常保健康、預防疾病，並在小病初發時，就適當的治療，不使釀成大病，這也是製作《讓自己健康的小秘方》最大的期望與見的。

本書強調的是「自己動手做」的觀念，全文共分三部分，**第一部份：瓜果蔬**

菜的妙用，述及由預防感冒到女性美容。**第二部份：中藥食膳**，談論男女強身補方到癌症食膳。**第三部份：養生守則**，是強調練氣、清心至健康觀念及保健方法。全文貫穿食療、練氣到健康生活須知一應囊括，無非是希望提供忙碌的現代人，以最簡便的方式，隨手可得的飲食素材，就地可取的健康方法，治癒小病初起的困擾，減輕重病的煎熬，進而鞏固您的健康。

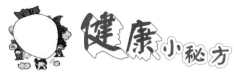

健康之鑰首在自我維護，因此養生觀念是否正確，能否持之以恆，都將決定您的健康與否，不可輕忽或任意虛擲，方爲強身保健之道。

目錄

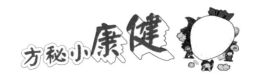

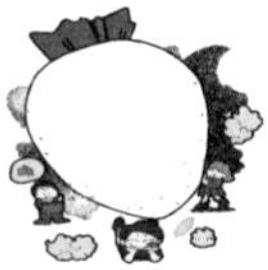

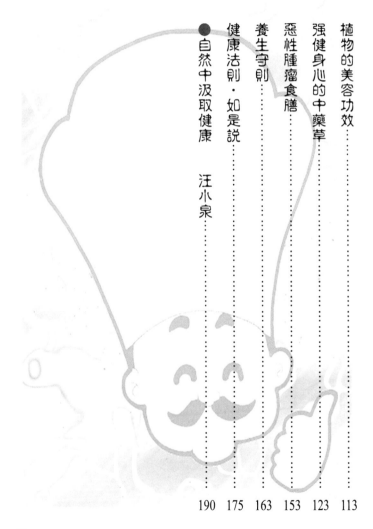

健康小秘方

瞭解瓜果蔬菜

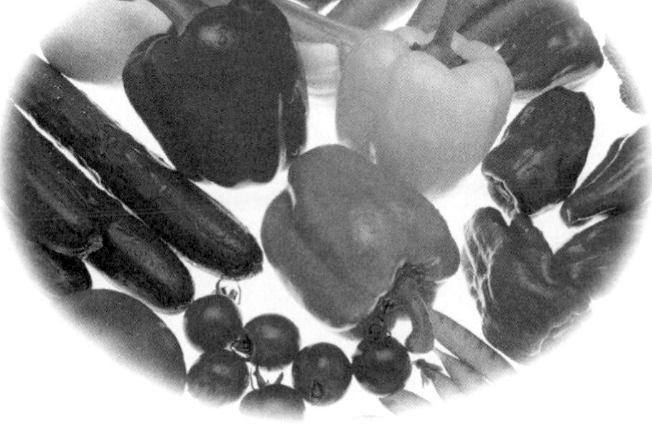

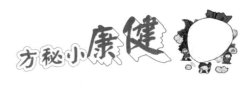

瞭解瓜果蔬菜

【瓜果蔬菜的妙用】

工商社會要求效率，日常生活的作息時間和農業時代大不相同。大部分的人不再像往常「悠悠然然，漫步田野間」，壅塞的交通，使得人們提早起床上班，日落西山下，還得拖著疲憊不堪的身子擠公車，等搖搖晃晃的到了家，大地早已是漆黑一片了。

日復一日的繁忙，人們身體的抵抗力，再也不像從前那麼好，空氣中稍有「風吹草動」，不是噴嚏連天，就是咳嗽不止。找個醫生瞧瞧吧！「小毛病嘛，算了！哪有時間看醫生呀！」小毛病不注意，爾後變成大問題時，就悔不當初了。

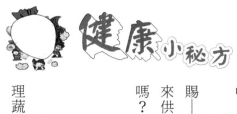

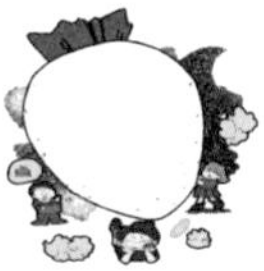

這種矛盾的現象，困擾著大多數的現代人，爲了不讓自己陷入惡性循環的泥沼中，現代人應該更努力地，使自己保有健康的身體。沒有時間看醫生，那麼，就盡量降低生病的機率吧！

如何不浪費時間而又有效的保持良好的身體狀況呢？除了藉由日常生活進行中，必須要接觸的事務來改善，似乎也沒有其他方法了。

換句話說，我們每天一定要花時間吃東西吧！那麼，何妨多瞭解大自然的恩賜——蔬果，看看蔬菜水果能提供人體什麼樣的幫助呢？況且，用自然界的植物來供給生存的養分，總是比人工化學配置出來的藥物來得「順理成章」，不是嗎？

【蔬菜的種類】

蔬菜的種類，多得不勝枚舉，有帶葉子的，有莖菜類的，有根菜類的。在處理蔬菜上，有時取植物葉子的養分，有時僅食其根、莖，然而，不論利用植物的哪一部分，總是取該植物最有營養價值的部分。

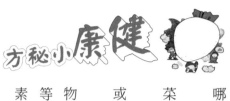

比方說：葉菜類通常含較多的胡蘿蔔素，維生素B或C；而根、莖類的蔬菜，除了有胡蘿蔔素及維生素外，有些尚有特殊的藥效。

因此，我們將日常生活中常食用的蔬菜，做一個大略的分類，瞭解如何食用或使用蔬菜，讓人們更懂得如何利用蔬果來保持身體健康。

首先是常見的葉菜類。自然界長葉子的東西，除了含有毒性或味覺不佳的植物外，大多數早已爲人類拿來食用。例如：餐桌上常見的菠菜、空心菜、芥菜等，都是常常見到的葉菜類。而這類的葉菜，通常含有豐富的維生素或胡蘿蔔素、葉酸，是身體養分的重要來源。

◉莖菜類

莖菜類的蔬菜，通常是用其莖或根莖的部分，因爲它們的營養成分，大部分集中在根、莖上，蔬菜中的蘆筍、蓮藕……是這類菜的代表。

而這些莖菜類的蔬菜有一個的最大特點，就是除了具有營養價值外，在中藥的食療上，它們也具特殊的藥效，例如蘆筍和蓮藕有健胃、整腸、降火氣的功效。

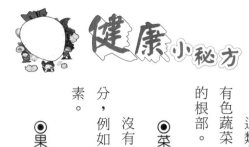

◉根菜類

這類蔬菜所含的營養成分與莖菜類相似，這類蔬菜通常具有漂亮的顏色，而有色蔬菜一般都含有豐富的胡蘿蔔素。當然，這些蔬菜的養分，通常集中在植物的根部。

◉菜花類

沒有明顯的根、莖，葉片也不若葉菜類的葉子那麼大，人們僅取食其花的部分，例如：花椰菜。與其它蔬菜相似，它也富含維生素、胡蘿蔔素……等營養素。

◉果菜類

果菜類的蔬菜是一種營養價值非常高的蔬菜，有時，人們並不一定將它當做蔬菜來烹調食用，而將它們視爲可生食的水果，例如：好吃的薑汁番茄，或涼拌小黃瓜。

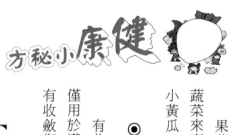

◉藥草及野菜

有些野生植物因其含澀液，吃起來口感不佳，故人們大都不用於日常飲食，僅用於漢藥的配藥，例如人們熟知甘草能綜合其它中藥的古味，而蘆薈的汁液具有收斂傷口的作用。

【各種蔬菜的營養素】

如果將人類的身體，擬想成是機器的硬體部分，那麼人體所需要的各種養分，就如同推動硬體機器的油料。換言之，汽車沒有油料，就靜止不能動，僅僅是一部固定的機器，加了油的車子，就馬上能跑能動。

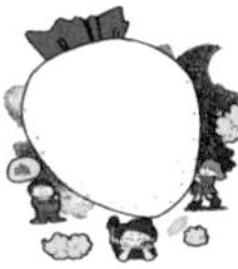

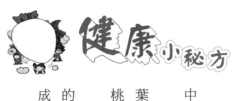

健康小秘方

人類吸收各種不同的養分來維持生命，因此，均衡各種營養素，就是健康的最高原則。

在各類維生素中，維生素A是能幫助生長的，它除了可促進人體生長，使骨骼強壯外，在防止視力受損、減退，或呼吸道系統的細菌感染上，都是不可缺少的。

因此，我們常聽說，多吃紅蘿蔔，可以防止夜盲症的發生，原因就是紅蘿蔔中，含有較多的維生素A。

日常所見的蔬菜中，只要是顏色較深的蔬菜，皆含豐富之維生素A，例如：葉菜類的菠菜、韭菜，根莖菜類的胡蘿蔔、南瓜、黃瓜，或水果中的鳳梨、櫻桃、梨……等。

而維生素C的功效與重要，是一般人所熟知的，大多數人除了瞭解它對身體的重要外，更將維生素C廣泛的運用在美容上，因爲維生素C能抑制黑色素的生成，因此是天然的美白劑。

當天氣乍暖還寒、變幻莫測時，人們也認爲，多吸收些維生素C，能預防感

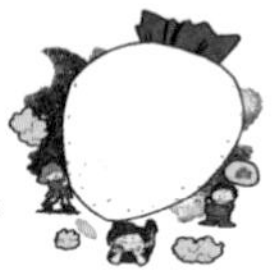

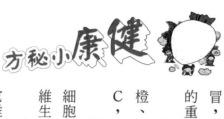

冒，而醫學上也證明，維生素C是增強身體防禦疾病能力，抵抗細菌、病毒入侵的重要維生素。

幾乎是所有的天然瓜果蔬菜，都含有豐富的維生素C，其中，水果中的柳橙、葡萄柚、檸檬及蔬菜中的青椒、馬鈴薯、番薯……等，都含有豐富的維生素C，故而，若遇維生素C缺乏時，可多食此類蔬果。

維生素E抗老化，是近年來常爲人提起的理論，研究顯示，維生素E能帶給細胞氧化，抵抗使細胞老化的活性氧，因此，希望青春永駐的人皆可適量的補充維生素E。

而事實證明，維生素E的確能維持正常的生殖功能。然而，維生素E不像其它維生素，能長時間停留在體內，所以必須時常注意補充。

維生素E，大量存在於植物油中，而幾乎不存在動物油裏，蔬菜中的菠菜、小甘藍菜，或者胚芽米、大豆、玉米中含有較多的維生素E。

維生素種類繁多，無法於文中一一略述，茲整理於後表中參考。

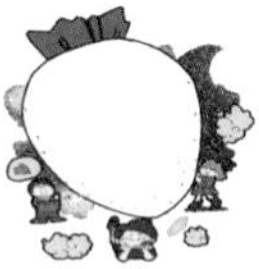

健康小秘方

種類＼功效	功效	缺乏後的症狀	來源
維生素A	增強抵抗力、維持正常視覺、促進身體發育。	食慾不振、夜盲症、身體機能衰退、易感染疾病。	胡蘿蔔、菠菜、木耳、芹菜、莧菜、絲瓜、南瓜、茄子、哈密瓜、鳳梨、香瓜等。
維生素B_1	鎮定精神、幫功代謝。	性情焦燥、神經緊張、便祕、易患腳氣病、肌肉痙攣、氣喘。	蘿蔔、蔥、薑、甘藍菜、白菜、芥藍菜、蘑菇、香菇、紫菜、海帶、各種豆類及柑橘、柚子等水果中。
維生素B_2	防止口腔器官病變、促進新陳代謝、人體成長及細胞再生。	易患腸胃病、口角炎、皮膚炎、且發育不良，生殖器官易產生病變。	金針菜、芥菜、韭菜、莧菜、芹菜、辣椒、豌豆、黃豆、綠豆、栗子、櫻桃、葡萄、李子。
維生素B_{12}	促使紅血球再生、防止貧血、增強體力、維持神經系統健康。	婦女月經不順、貧血、口臭、心悸、頭皮屑多。	瓜果中含量較少，大多來自肝臟、蛋、肉類中。
維生素C	預防病毒感染、促進傷口癒合、天然美白、降低膽固醇。	容易生病、食欲不振、易導致壞血病、佝僂症、肌膚粗糙。	各類蔬菜皆含量豐富，其中水果中的柳橙、葡萄柚、檸檬、草莓、番茄含量最豐富。
維生素E	防止老化、保護肝臟、保持青春、消除疲勞。	貧血、缺乏嚴重導致婦女不孕或習慣性流產。	菠菜、胚芽米、大豆，除植物性橄欖油外，普遍存在於各類植物性油中。

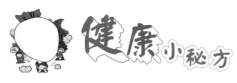

小毛病、大問題——感冒

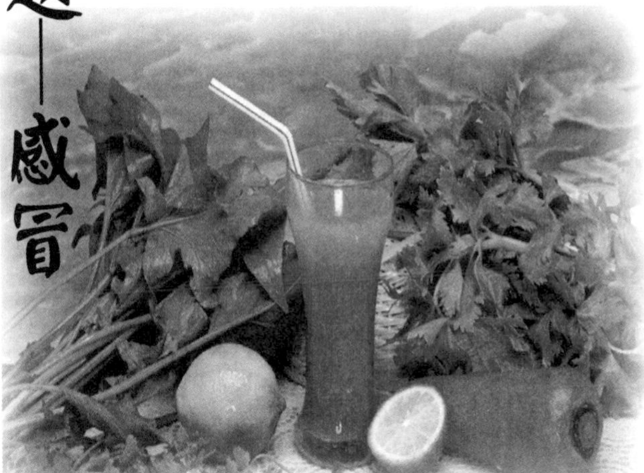

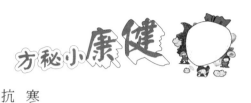

小毛病、大問題——感冒

【柳橙——預防感冒】

感冒是日常生活中常見的小毛病，它通常發生在溫差較大的時候。

就台灣的氣候來說，春、秋兩季是較易罹患感冒的季節，這個時節，乍暖還寒，中午豔陽高照、宛若盛暑，太陽一下山，寒風吹來，氣溫驟然下降，身體抵抗力較差者，不是噴嚏連天，就是流鼻水、咳嗽，說有多難過，就有多難過。

因此，在溫差較大的季節裡，加強維生素C的補充是非常重要的，而瓜果蔬菜中，含維生素C的植物，種類很多，這其中，又以柳橙最具效果。當感冒症狀變得嚴重時，咳嗽、喉嚨沙啞，是常有的現象，此時如果喝些柳橙汁，（約二〇〇CC～三〇〇CC）會讓你的喉嚨舒服許多。

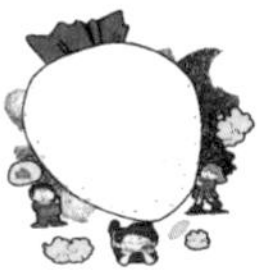

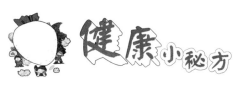

健康小秘方

另外一種與柳橙同科的水果——椪柑也具有相同的功效，使用擠壓器，將椪柑擠汁，加些豆漿與蜂蜜攪拌均勻，這種混和果汁，除了能預防感冒的發生外，也有調整血壓及美容的效果。

醫學家說，如果每日攝取一千毫克以上的維生素C，就能減少感染疾病的機會，而水果中的柳橙含豐富的維生素C，所以每日直接吃三到五個柳橙，將能大大的降低感冒罹患率。

柳橙除了預防感冒外，若感冒症狀惡化嚴重，轉變成爲支氣管炎時，也可將柳橙燉來吃。

洗淨柳橙，切成四瓣，放置鍋中，加些冰糖，用小火慢燉半小時後，取出，連皮帶汁一起吃，對支氣管炎有很好的改善效果。

感冒是平常生活中常患的「小病」，一般人都認爲，它只是個咳嗽、流鼻涕，渾身不舒服的病症，然而，小毛病也可能變成大問題，久咳不癒，影響氣管發生病變，嚴重的感冒，引發肺炎，導致病情加重，也是時有所聞。

因此，如果你沒有時間看醫生，那麼就在日常生活裏，多吸收維生素C，而季節變換時，多吃些柳橙來預防感冒的發生，這可是節省時間的好法子喲！

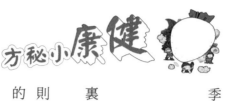

【韭菜汁——抑止感冒發燒】

韭菜屬於百合科多年生草本植物，是市場常見的蔬菜，北方人用麵粉做餅，裏面包些韭菜，就是好吃的點心韭菜盒子。

南方人將韭菜洗淨，切成小段，用水燙過後，沾些醬油膏，涼拌著吃，有些則配上一些動物的內臟，如：雞腸、鴨肝、鵝肫……大火爆炒，就變成一盤好吃的韭菜炒什錦了。

韭菜可說是中國人餐桌上的家常菜餚，它有獨特的氣味，富含許多維生素、礦物質及豐富的胡蘿蔔素，在日常保養的療效上，除了在感冒時，能幫助發汗、消減體熱，也能促進食慾，或改善胃下垂的毛病。

感冒加重了，除了惱人的咳嗽外，喉嚨發炎，引發頭痛、發燒，全身筋骨酸痛不堪，此時喝些韭菜磨成的汁，能幫助解熱，減輕發燒症狀。

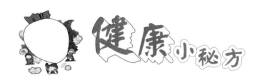

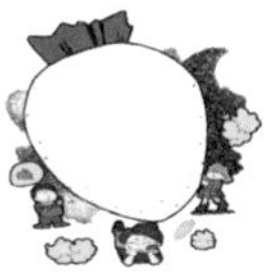

因爲韭菜有特殊的辛辣氣味，因此，磨成汁後，需加些檸檬汁及蜂蜜，來調和味道。

【韭菜健康小偏方】

◉韭菜檸檬汁

材　料：韭菜、檸檬、冰、食鹽、蜂蜜。

方　法：①韭菜洗淨、細切小段備用。

②檸檬橫切爲二，絞汁。

③將韭菜放入研缽中磨碎後，放入乾淨的紗布中，絞出汁液。

④在容器中放些冰塊（以避免蔬菜汁絞拌後起泡沫）。

⑤將韭菜汁及檸檬汁，倒入容器中，並加入適量的蜂蜜，少許食鹽、攪拌均勻。

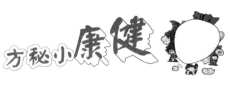

【蔥、蒜的另一種用途——發汗治感冒】

蔥、蒜對許多人來說，是烹飪必備的調味品，它除了有辛辣及特殊氣味的特點外，也最常爲人們引用於治療某些病症。

先來談談蔥吧！

蔥在台灣，一年四季皆可見，是一種非常普遍，用做香料的蔬菜，因其表皮含蔥蒜辣素，能幫助感冒的病人排尿、散熱，因此常爲講求食療的人，用做感冒發汗的良藥。將搗碎的蔥，加些水，熬成湯飲用後，能改善感冒的症狀。

然而，並不是沒有限制的食用或飲用蔥汁，就能迅速的治好感冒。飲用蔥汁治感冒，尚需注意時效，也就是在患感冒的第一天，可用蔥根、薑片，加上少許的茶葉、紫蘇陳皮、水、熬個三〇~四〇分鐘。熬成後，將湯汁當茶喝。

如果不喜歡喝蔥汁，也可以用蔥白、紫蘇來熬稀飯。不論何種吃法，都對感冒有很好的療效。（但需在感冒的第一天）

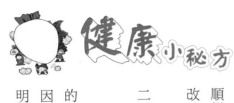

健康小秘方

對於蔥的選擇，有此一說——正月裏的蔥，不僅是香料，還是補品。

爲什麼特別強調長在正月裏的蔥呢！那是因爲正月是大地回春、萬象更新，一年之始。此時，無論氣候或土壤都是最適合蔥的生長，因此，這時候的蔥，除了香、甜外，也最嫩、最脆，因此，正月裡的蔥可是上好的補品呢！

正月的蔥在人體內除舊佈新，把身體大肆清理一番，讓人體的機能運作的更順暢。就拿貧血怕冷的人來說吧！食用正月長的蔥，可以補充熱量、充實氣血，改善怕冷的體質。

而便祕的人，多吃正月蔥，不僅排便正常，且可將腹內的污物，排除的一乾二淨。

當然，強調正月生長的蔥最好，並不表示其它月份的蔥都不能吃。

隨著天候、土壤的改變，其它月份裏的蔥，刺激性過強，易抵消人體內其它的營養素，使得患高血壓、神經衰弱，或產後坐月子的人，產生不良的後遺症，因此，如果食用正月所生產的蔥，最好能經過炸、炒或煮，方可食用。特別需指明的一點，身體健康、沒有特別疾病的健康人，並不特限食用正月的蔥。

蔥、蒜向來不分家，談了蔥，少不得要談談蒜。

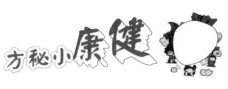

蒜的原產地在亞洲的中、西部，中國人食用大蒜，已有很久的歷史，在中國或亞洲其它國家，大蒜被認爲有強化精力的作用，而古埃及文獻亦記載，埃及人用蒜頭來代替藥品，補充奴隸們的體力。

科學的研究中發現，蒜頭裏的某種成分，有強烈的氧化還原作用，能促使體內養分充分的燃燒，並轉化成熱能。這也就印證了古人對蒜頭有加強精力的說法。

除了精力的強化外，現代人大都藉蒜頭殺菌的力量，來治療或預防感冒。

在預防感冒上，可將去膜蒜頭切片，倒入裝有冷水的容器中，密閉數小時（約六～七小時）後，再將蒜水濾出，加些冰糖，成爲蒜頭冰糖水。

利用蒜頭冰糖水漱口、飲用，可消除感冒，並可治療扁桃腺炎。但是，腸胃耗弱的人，就切忌飲用蒜頭水，因爲大蒜會刺激胃腸粘膜，引發胃痛。若使用蒜頭水，僅可用漱口的方式，產生殺菌作用，避免喉嚨發炎。

蔬果妙治咳嗽

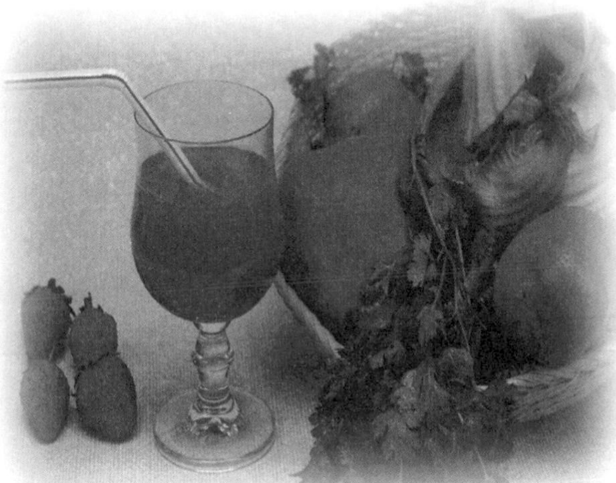

蔬果妙治咳嗽

【白蘿蔔汁——祛咳化痰】

在中國的飲食養生法裏，蘿蔔有著「生吃去瘴、熟食除穢」的說法。文獻記載「萊服性味辛甘，生食升氣，熟食降氣，寬中化痰，散瘀消食」，古人所稱的神奇萊服，便是現代大家所熟知並常吃的蘿蔔。

白蘿蔔是屬於油菜科的草生植物，是中國人日常飲食中常吃的蔬菜，除了「寬中化痰，散瘀消食」，因其殺菌效果僅次於芥末，所以也常被用於「治噤口痢，塗跌打燙傷」，「噤口痢」是爲細菌病毒所引起的，而塗跌打燙傷則藉其「散瘀」的功效。

然而，一般人皆知道「服中藥，忌吃蘿蔔」，原因是老祖宗說「蘿蔔性

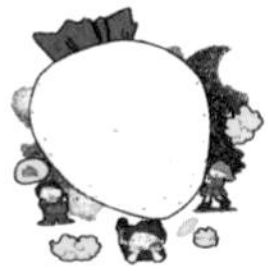

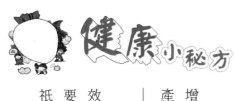

健康小秘方

冷」。蘿蔔在生食時，因其辛辣的刺激，容易使人神經緊張，自律神經失調、不安定，導致手、腳冰冷。但是這並不表示蘿蔔是不能生食的。應該這麼說，只要懂得吃、吃的恰當，那麼吃蘿蔔就是沒什麼禁忌了。

舉個例來說吧！罹患感冒，久咳不癒時，可將蘿蔔榨汁或生食，用以消除肺、胃的污穢之氣，收「寬中化痰」之效。

至於煮過的蘿蔔，是促進腸管蠕動的好食物。吃了煮熟的蘿蔔，腸子活動力增強，久積於腸內的穢物，隨著腸子的蠕動，排出體外。乾乾淨淨的腹腔，不會產生毒素，也使得器官保持健康，器官健康，身體自然健康。君不聞民間俗諺——吃蘿蔔、喝熱茶、氣的醫生滿地爬。

中國人凡事講求中庸之道，因爲老祖宗們從經驗中知道，凡事有其正面的功效，便有其反面之害，例如說蘿蔔「性寒」，那麼有神經不安定毛病的人，就不要生食，如果沒有氣血不足怕冷的毛病，感冒咳嗽時，就可以生食蘿蔔來改善，祇是量的攝取上需要留意，因爲它畢竟不是藥，「過猶不及」總是不好。

蘿蔔熟食的方法不勝枚舉，燉排骨時，放蘿蔔加些玉米、干貝，不但湯鮮味美，又可解除神經疲勞。

受了風寒，有咳嗽症狀出現時，可將蘿蔔挖個洞，裏面放些冰糖、蒜頭、薑，放入鍋內蒸熟後，擠汁液喝，蘿蔔亦可食，這樣便可改善咳嗽的病症。

【蓮藕汁——減輕喉嚨痛】

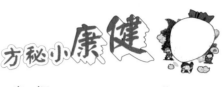

小時候，家裡經濟環境較差，記得媽媽在調理菜餚時，總是將一種材料，發揮多種用途，其中，蓮藕便是常被拿來變化的菜。媽媽總是將蓮藕用水煮熟，撈出後，切絲涼拌，而把藕汁當湯水飲用，因藕汁清涼降火。

我們在前面的章節裏，所列舉預防感冒的蔬菜，幾乎都有一個共通性，那便是「性涼寒」。

取「性涼寒」蔬果的原因，通常是因爲感冒所引發的症狀，都是會發熱的，而在食療的觀點中，能「解熱」的食物，便是治感冒的健康食物。蓮藕便是常見用於「解熱」、「消毒」的一種蔬菜。

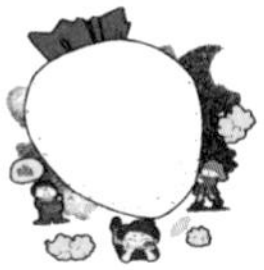

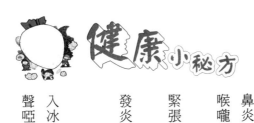

健康小秘方

蓮藕屬於睡蓮科多年生植物，每年入冬後，便是藕的盛產期。但見良田阡陌，荷花飄香，光是視覺便已美不勝收。至於在中藥的利用上，更是屬於有消除神經疲勞特性的藥材。

有神經性症狀的人通常較神經質，睡不穩，容易罹患子宮內膜炎、胃潰瘍、鼻炎、扁桃腺發炎……等等的病症，在感冒時，更容易因扁桃腺的發炎，而引起喉嚨痛及喉嚨沙啞，此時，如果能喝些藕汁，則可改善喉痛發炎的現象。

由於藕在人體內有綜合作用，所以長期食用藕，可使神經安定，減少因神經緊張所帶來的慢性病。

藕汁的食療效果，除了安定神經外，對於其它症狀，諸如：鼻黏膜炎、喉嚨發炎、慢性咽喉炎，都有特殊療效。

胃部、腰部肥胖的人，可在藕汁中加些檸檬汁，常喝，具有減肥的效果。

而若喉嚨發炎、沙啞，可於每晚睡覺前，榨些藕汁，在藕汁中打入蛋清，放入冰箱。待隔日起床，用此杯藕汁漱口，並將藕汁吞進肚裏，這樣便可改善喉痛聲啞的現象，而且可保護聲帶。

因藕汁有潤肺及鎮定神經的功能，故在平日可將藕汁當做飲料，給小孩飲用。天然飲料果汁，總是比一般市面上所販售的飲料來的營養，至少它沒有過多的人工添加劑及糖水。

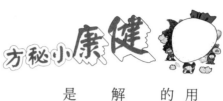

蓮藕在中國自古即被列爲滋補強壯的食品之一，含豐富的維生素C，除了在解熱上有效能外，對於治婦人病及產後復原也有很大的幫助。

當然，它的調理方式也不僅僅在於榨汁，用醋醃漬，或做成藕丸、藕餅，都是好吃又有益健康的食品。

【牛蒡汁——治扁桃腺發炎】

一位嫁爲日本婦的朋友從日本回台灣，邀了三、五好友上她家聚餐，滿桌豐富的菜肴中，有一道叫「牛蒡甜不辣」的菜，因爲對牛蒡這種蔬菜十分陌生，問了朋友才知道，原來用牛蒡炒菜，在日本可是有名的烹調方式。

牛蒡外表長的像枯樹枝，是屬於菊科二年生的根菜類植物，富含鈣、鐵等礦

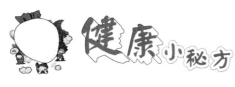

健康小秘方

物質，在日本被公認爲是營養價值頗高的蔬菜。

而牛蒡又名「蒡翁菜」，其嫩葉及根部皆可食用。根部肉多，一般烹調料理，皆取此段。切絲炒牛肉，具有清血的效果，且因纖維素多，食用後能清除腸胃的油膩。

牛蒡除了根的部分可用來做料理外，牛蒡所結的子亦具有利尿、解毒，化膿去浮腫、止喉痛的功效。牛蒡子外表被灰黑的硬殼所包裹，通常利用牛蒡子時，需敲碎硬殼取子，可與鹹魚共同熬湯，有強身解毒的功效。

牛蒡汁最大的功效，是在止咳化痰，治扁桃腺炎。感冒的病症中，最令人頭痛的，即是因喉嚨發炎而引發的咳嗽或扁桃腺發炎。此時不僅咳嗽、喉嚨痛令人不舒服，嚴重一點，還會導致發燒頭痛。因此有這些症狀出現時，可藉飲牛蒡汁來改善。

三〇〇CC～四〇〇CC的牛蒡汁，不但可以有效止咳，亦能祛除因支氣管炎，或上呼吸道所引發的濃痰。

牛蒡汁屬於根莖類植物，水分不若葉菜類植物來的多，因此並不適合用來製作果菜汁，必須將葉子和嫩莖一併絞汁。

【牛蒡健康小偏方】

◉甜不辣炒牛蒡

材　料：牛蒡一支、甜不辣適量、紅蘿蔔適量、六兩豬肉。

調味料：醬油，糖、油。

作　法：①牛蒡洗淨去皮，斜刀切厚片，浸泡水中。

②豬肉用水川燙，亦切成厚片備用。

③起油鍋爆香豬肉，再加入牛蒡、甜不辣、紅蘿蔔，放少量水及醬油，文火燜至湯收乾止，再將糖加入後炒勻即可。

④選購牛蒡以彈性較佳爲主，粗細均可。

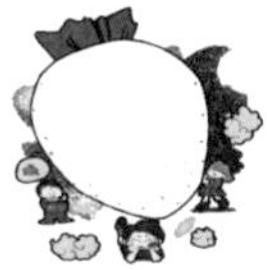

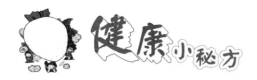

健康小秘方

◉牛蒡汁

材　料：牛蒡、檸檬、蜂蜜、醋。

做　法：①牛蒡洗淨，連皮切適當大小，浸泡醋水中。

②檸檬橫切爲二，絞汁，並在容器內放入冰塊及淡食鹽。

③牛蒡塊榨汁，並緩緩加入檸檬汁攪拌均勻。

新鮮蔬果、整腸健胃

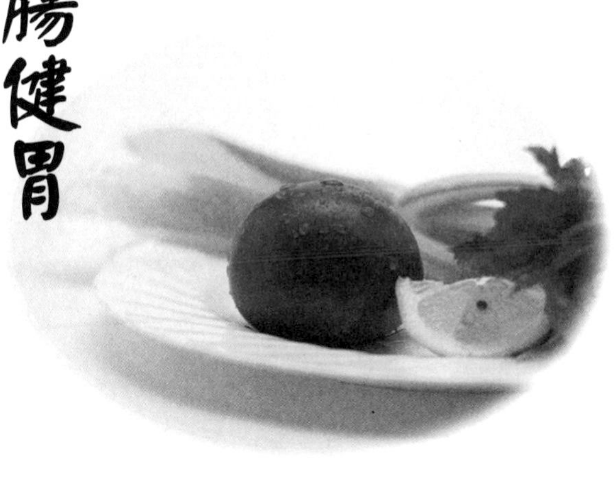

新鮮蔬果、整腸健胃

【綠蘆筍汁——整腸】

花十塊錢，買一罐清涼降火的蘆筍汁吧！想要買它的動機，是因爲它能消暑熱、退火，但是便利商店裏的蘆筍汁，喝起來甜膩，非但無法解渴消熱，反而因吃入過多的糖，增加了身體的負擔。

大多數人都知道蘆筍是清心降火的營養蔬菜，它含有「阿司巴拉淨酸」，此種酸是蛋白質中所含氨基酸的一種，當它與體內所含的鉀、鎂等礦物質元素結合時，就可以調整或消除血液中的疲勞素，亦可使血液中的碳酸減少，因此，常食綠蘆筍對消除身體疲憊，有很大的功效。

蘆筍屬於百合科多年生草本植物，通常分爲白色和綠色，因此以白蘆筍、綠

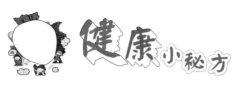

健康小秘方

蘆筍名之。這兩種蘆筍以綠蘆筍的營養價值較高，除了前述所提之「阿司巴拉淨酸」外，尚含可轉換爲維生素A的胡蘿蔔素，及豐富的維生素C、B_1、B_2，更含有能預防高血壓的「路丁」。

常吃綠蘆筍或常飲新鮮的綠蘆筍汁，不但可防治高血壓，更因有多種的維生素、礦物質，所以能增加精力、通便、健胃整腸，是一種極富營養價值的好蔬菜。

我們在討論任何食物的營養價值時，必須瞭解，每一種食物有它的優點，亦有它的缺點，因此，必須謹慎攝取。任何食物的選擇，均應配合自己的體型、症狀、吃的時間及吃的方法。

例如：蒜頭是好的調理香料，對感冒發汗有很大的助益，但對高血壓患者來說，吃太多的蒜頭，會引起血管破裂，進而造成半身不遂，終生與床爲伍。綠蘆筍也是一樣，它雖有前述的許多好處，但也有缺點，因它是酸性食品，過量的食用，容易使血液變成酸性。

含氨基酸的綠蘆筍若能與含鉀、鎂豐富的蔬菜，如：胡蘿蔔、柑橘類、蘋果共同榨汁，將是綜合果菜汁的完美組合，因爲這些混合後的果菜汁，能將體內的尿素排掉，又可消除疲勞，強化身體機能。

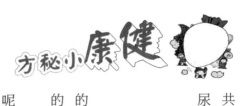

【高麗菜汁——防治十二指腸潰瘍】

高麗菜是一種含豐富維生素的蔬菜，維生素C的含量豐富，能治感冒，最棒的是含多量的維生素U，此種維生素對於健胃整腸、治療十二指腸的病症有絕對的助益。

除了維生素含量多以外，高麗菜的纖維質也很多，纖維質對腸子有什麼作用呢？纖維質在人體腸內是不會被消化素分解的，它能刺激腸子，促進腸的蠕動，增強腸對食物的消化能力，幫助排便順暢，體內不會產生毒素，身體自然健康。

纖維的另一個好處，是將進入腸中的養分，分解成各種維生素，例如：B_1、B_2、B_{12}、K等。其中維生素B_2是有助於腸胃健康的維生素，缺乏了它，則非常容易產生腸胃病。

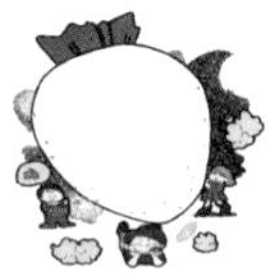

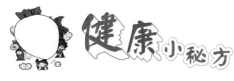

健康小秘方

二十世紀是一個求快求新的世紀，人們總是在快速移動腳步，深怕慢了一步，就會遠遠的落在他人之後，在如此快速的生活步調中，狼吞虎嚥的吃飯、有一餐沒一餐的飲食，使得大多數人的腸胃，皆受到了極大的考驗。

緊張的生活，讓人的胃酸加速分泌，長年累月的侵蝕胃壁與腸壁的結果，使得腸或胃發生潰瘍。一般來說細胞的再生能力，可使小小的潰瘍慢慢的癒合結疤，若潰瘍嚴重則可能造成胃穿孔，進而產生內出血，引起腹膜炎。

爲了不使腸子潰瘍結疤，並給予癌細胞可乘之機，平時對胃腸的保護是非常重要的。除了盡量調整自己的生活方式，讓自己的心情保持平穩，注意自己的飲食習慣外，另一個要注意的，就是多攝取蔬菜，尤其是高麗菜。

高麗菜汁、胡蘿蔔汁及蘋果汁、蜂蜜的混合，飲用之後，除了對胃腸潰瘍有很好的防治效果外，對高血壓、糖尿病、消化器官障礙亦很好的療效，久飲可增強精力。

對於有這麼多好處的蔬菜，賢慧的主婦怎能不多加利用呢！

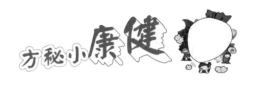

【高麗菜健康小偏方】

◉高麗菜汁

材　料：高麗菜、檸檬、冰、食鹽。

方　法：①將高麗菜洗淨，捲成適當大小，絞汁。

②檸檬橫切爲二，絞汁。

③放些冰及稀釋的鹽水於容器中，可抑制泡沫的產生。

④將高麗菜汁放入容器中，加入檸檬汁，以去除菜汁的青澀味。

【蘋果——保護腸胃】

台灣近年來最熱門的新聞，莫過於美國挾其政治勢力，迫使台灣開放農產品

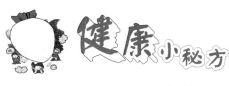

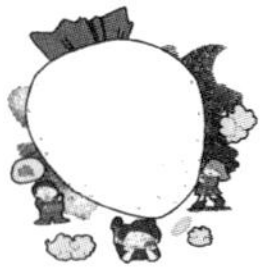

健康小秘方

市場，於是乎大量台灣少見的水果，一時充斥在水果攤上，這其中以美國的蘋果最爲人所知，而且廣泛的進入每個家庭的冰箱。

早年台灣貧窮，經濟情況不像現在這麼好，要吃到一個蘋果，除非是家裏有錢，不然就非等到生了病，媽媽才捨得花錢買蘋果，小病人，一小口一小口的咬，就怕咬多了，一下子吃完了，就永遠無法再獲得一個蘋果。

不談「蘋果情結」，說到蘋果本身，它是一種營養價值頗高的水果，它所含的維生素A、B_1、B_2、C等，是人體所需要的，雖然含量並不是最多，但是它與別的蔬果混合配用時，能緩合其它蔬菜對腸胃造成過強的刺激，所以蘋果一直被認爲是保護腸胃的好水果。

另外，蘋果還含有菸草酸、本多生酸、單寧酸等成分，而這些蘋果酸能消除人體內使人疲勞倦怠的乳酸，而且蘋果經常能和其它蔬果中的鐵質中和，因此它是補血的水果。

利用新鮮蔬果來改善身體的狀況，是現代人類追求自然、反璞歸眞的趨勢，人們不再依賴人工化學所調製出的藥物，希望塵歸塵、土歸土，從自然來，由自然去，因此瞭解各種植物的特性，並適切的利用其特點，是自然養生的第一守則。

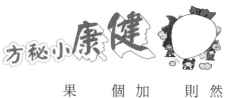

當我們開始瞭解蔬果時，我們便知道在小孩大便異常時，搗爛蘋果成泥狀，加開水成汁液，供其飲用。而老年人消化欠佳，一般人胃腸機能不良時，不妨吃個蘋果，這些症狀自然能消除。

人稱蘋果爲「百果之王」，是腸胃的守護神。下次腸胃不適時，何妨來杯蘋果汁。若是將其磨成蘋果泥，就更適合小孩、老人及病患了。

【木瓜——助消化】

水果中最能幫助腸壁蠕動良好，去積食、助消化的健胃整腸水果，首推木瓜。木瓜含有木瓜素，此元素爲一種蛋白分解酵素，它管的就是食物的消化，就如同身體裏胃蛋白的功能一樣。

木瓜在中藥的利用上，有消水腫、治腳氣的功能，「本草綱目」說：「木瓜治濕痺腳氣。」

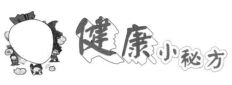

木瓜有興奮作用，能化濕、舒筋、消腫及治療四肢關節不適的病症。對於產後乳汁不足的婦人來說，木瓜是最好的催乳劑。

胃不好的人，可在剖開洗淨的青木瓜內，加些冰糖和水，燉熟食用，可以治療胃病。

中國的醫學理論是以自然循環爲出發點，自然的新陳代謝，有進有出，便是健康的表徵。而所謂的進出順暢，則完全維繫在人體腸管收縮的良好與否，好的收縮，可以將每次吃進食物的殘渣，清理的一乾二淨，腸管空空，不會產生任何毒素，那麼其它的器官就能保持良好的運作。

腸管若活動較差，腸內廢物堆積如山，不但會引起化學作用，產生毒素，更會阻塞腸管，妨礙新的食物進來。因此，消化不良、腸胃不好的人，其身體狀況不好，自不待言。

木瓜的吃法有許多種，端看吃木瓜的目的爲何。例如說爲了消化好，那就最好選尚未成熟的青木瓜，因爲青木瓜所含的蛋白分解酵素較熟木瓜多且強。如果是虛火上升，或肺引起的久咳，那麼可清燉木瓜來試試。若爲增加營養，那麼，喝杯木瓜牛奶吧！

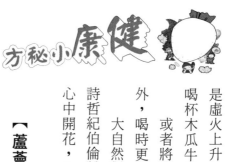

或者將木瓜、橘子、蘋果、梨混合打汁，這杯混合果汁，除了有高營養價值外，喝時更有很好的口感，酸中帶甜的滋味，是別種飲料所沒有的風味。

大自然對人類是厚愛的，除了給人類生存的環境，更提供延續生命的食物。詩哲紀伯倫說：「當牙齒咬碎蘋果，種子會在我體內生長，你明日的幼芽會在我心中開花，你的芬芳成爲我的氣息，我們就要一起歡渡春夏秋冬。」

【蘆薈——治療胃下垂】

蘆薈是近年來風行的植物，大部分的人較瞭解蘆薈在美容上的神效。蘆薈中含的蘆薈醚酊，能治療青春痘、面皰，但是這些都是外敷的用法。

其實，蘆薈是可以食用的，只是其苦味較重，吃蘆薈就像吃藥一般，因而一般人較少嘗試。事實上它還具有治療胃下垂的功效，其它如：胃漲、胃痛、消化不良等胃的不適應，均有很好的療效。

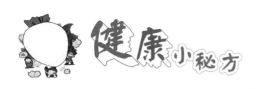

胃是人類身體所需養分進入的第一站，當食物由口腔進入後，順著食道，來到人類養分製造工廠的大門，進了大門，胃裏面的胃液，把食物分類成各種利於吸收的小分子，因此，如何保有好的胃腸，來應付這份吃重的工作，是非常重要的。下面將介紹蘆薈汁的作法，提供您做爲治療胃病的參考。

【蘆薈健康小偏方】

◉蘆薈汁

材　料：蘆薈、檸檬、冰、食鹽。

做　法：①蘆薈洗淨切段榨汁，檸檬橫切兩半絞汁。

②容器內放些冰塊，加入少許的鹽，再將蘆薈汁倒入，攪拌均勻。

③加入多量的檸檬汁，可壓制蘆薈苦味。

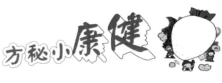

【蕪菁汁——降低胃酸】

自然的食物中，蕪菁汁是治胃酸過多的好蔬菜。蕪菁是什麼呢！它的另一個稱呼叫做大頭菜，是屬於根莖類的蔬菜，其所含有的維生素成分與蘿蔔相似。

食用蕪菁，大多食用其根部，然而其葉子的部分所含的營養素較根部爲高，製汁時可根葉併用。在它的根肉內含有澱粉，是有助於胃消化碳水化合物的一種酵素，因此食蕪菁可治療胃酸過多的病症。

蕪菁在礦物質鈣的含量上亦豐，所以食蕪菁對發育中的兒童或孕婦，及牙齒不健康的人都有很大的助益。

中國人的飲食養生，大多來自於中國人對自然運行的看法，換句話說，是中國人長時期觀看自然界的變化，及變化後與人類的互動關係，而得到的一種結論。

因此，中國人對於養生的理論，雖不若西方人有科學實驗證明的理論基礎，但卻是中國人的老祖宗用歷史的時間去換來的經驗。

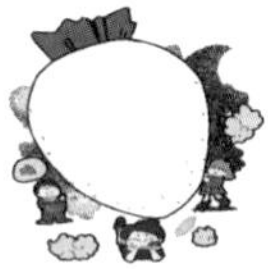

健康小秘方

中國醫療的飲食養生觀，講求的是自然與平衡，就像古人所留下的箴言：「循天之道，以養生其身，謂之道也。」人需要有健康的身體，就必須效法天道。

那麼，什麼又是天道呢？「人法地，地法天，天法道、道法自然」，因此「自然」是宇宙的最高指導原則。所以，中醫的醫理、醫藥皆存於自然之中。

提到中醫養生之道的觀點，無非是要對腸胃的保健做註腳。胃存在人體的功能，就是把大量湧進胃工廠的食物做分類，然後再分配到各個小工廠裡，轉化成更合於人體吸收的養分。

於是胃工廠就有各式各樣的工具——胃液、胃酸、胃蛋白等等，當食物進入胃以後，則會以適合的「工具」來加以分解。

大多數食物進入胃以後，胃會產生胃酸加以分解，然後推進腸內，再進一步的消化，這本來是一件極自然不過的事。然而，許多人卻不是那麼遵守飲食規則，他們把可以下肚的東西，一股腦全掃進了肚裏，因此胃工廠就像發了瘋似的，一下子分泌胃酸支解牛排，一下子又要分泌胃液來消化冰冷的甜點，不按牌理出牌的結果是胃的運作次序錯亂了。

當胃液、胃酸胡亂混合在一起，過不了多久，一股酸氣就沿著食道直往上衝。在這種失衡的狀態下，胃焉能正常呢？所以我們在此爲您推薦蕪菁汁，可以降低胃酸，對於糖質攝取過量者，也有中和的療效。

【蕪菁健康小偏方】

◉蕪菁汁

材　料：蕪菁菜一〇〇公克、蕪菁根五〇公克、胡蘿蔔二〇〇公克，芹菜一〇〇公克、蘋果一五〇公克、蜂蜜酌量、加少許的水（隨個人喜愛的濃淡口味而增減）。

作　法：①將右述材料洗淨，切成小段或小塊。

②用果汁機攪拌，濾渣後即可飲用。

慢性治病劑
——瓜果蔬菜

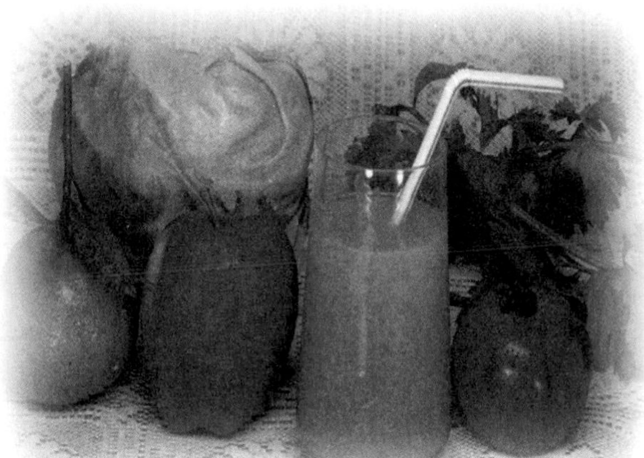

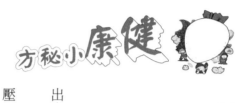

慢性治病劑——瓜果蔬菜

【青椒汁——改善高血壓】

高血壓是現代人最常罹患的慢性病，患者通常因爲血管壓差異常，而誘發腦出血、腦血栓，心絞痛等等相關的心血管併發症。

根據世界衛生組織的規定，血壓在一三九／八三毫米汞柱以下，爲正常的血壓，而超過了一六〇／九〇毫米汞柱者，就是高血壓了。因此，如何維持血壓在正常的數值範圍內，是現化人需要花心思注意的事。

使血壓維持正常的方法，就是要持之以恆的運動，運動可幫助消化過剩的營養，並有「舒筋活血」的作用，它的效果勝於飲食控制。

當然，飲食控制是保持身體健康的基本要件，適量的攝取脂肪，多吃青菜、水果補充足夠的維生素C與A，都是使血管保持「青春永駐」的正確方法。

蔬果中對高血壓患者有益的食物很多，例如豆類製品；而其中綠色蔬菜的青椒汁是一種能改善高血壓的好蔬菜。

青椒成分中的維生素C與A，正是降低血壓所需的維生素，它們含的成分，因產地及品種不同而有差異，除了對高血壓有療效外，也有益於毛髮、指甲及汗腺的健康。

青椒又稱爲不辣的辣椒，極少數品種也稍含辣味，同時也有一種特殊的氣味。爲了避免人們對它的味道產生反感而不願吃它，因此建議您每次製汁時僅用三〇克，再配以蘋果、胡蘿蔔、蜂蜜，不但可消除異味，更可提高療效。

【青椒健康小偏方】

◉青椒汁

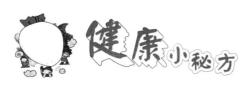

材　料：青椒一個（約三〇公克），胡蘿蔔二〇〇公克，蘋果一八〇公克，蜂蜜酌量。

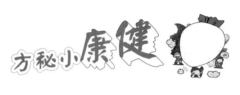

作　法：①青椒、胡蘿蔔、蘋果洗淨。青椒蒂、籽不必除去。胡蘿蔔及蘋果可不削皮。

②前項材料切細混合，一併放入果汁機內打汁。

③加入適量冷開水稀釋，並倒入適量蜂蜜攪勻。

【黃瓜——治療高血壓、低血壓】

黃瓜的用處經常出現在健康美容書中，它含有豐富的維生素、礦物質，被追求時尚的仕女們，認爲是最佳的皮膚收斂劑。

於是有人用黃瓜調製面霜，有人乾脆直接貼在臉上，來收斂肌膚的毛細孔。

事實上，黃瓜除了是美容聖品外，它對於惱人的血壓疾病也有改善作用。

黃瓜——又叫胡瓜，原產於東印度的潮濕地帶，漢代名臣張騫出使西域時，

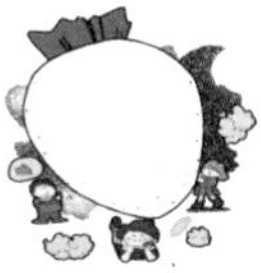

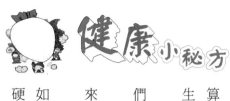

健康小秘方

將種子帶回中國，這是中國有黃瓜的最早記錄。

換句話說，中國人從兩千年前開始食用黃瓜，利用黃瓜做各式各樣的菜肴。因其有許多不同的品種，故一般人皆以外形大小名之，較大者稱大黃瓜，較小者稱小黃瓜。

黃瓜雖含有多種營養素，像是蛋白質、鈣、磷、鉀等，但在蔬菜中，它並不算是營養價值非常高的蔬菜。在調理製汁時，尚需留意黃瓜所含的抗壞血酸對維生素C的破壞。

黃瓜成分中的礦物質鉀，卻是改善各種血壓病症所需的維生素。因此，當我們想利用黃瓜來做高血壓、低血壓的食療治劑時，就必須留心其它的配合材料。

眾所皆知，高血壓是一種令人苦惱的慢性疾病，它雖然不像某些「急症」，來的快且猛，但它卻是誘發其它疾病的主要因素。

國人的十大死亡原因中的前幾位，幾乎都和高血壓有直接、間接的關係，例如：心臟病、腦中風，雖然它們是不同的病，但起因皆在「血管」，也就是動脈硬化的連鎖效應，而高血壓通常就是導致動脈硬化的原因。

相反的，動脈硬化的結果，也惡性循環的使高血壓病症更形嚴重，因而有人說：「高血壓是循環病變中的一顆不定時炸彈。」

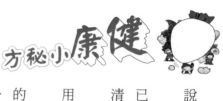

瞭解了高血壓的嚴重性，那麼接下來就該留意日常生活中的保養。無論是否已經罹患高血壓，皆應該在日常飲食中多注意些，要少食用脂肪性食物，多吃些清淡的飲食，利用各種天然蔬果的特性，來保持血壓的穩定。

黃瓜中礦物質鉀含量豐富，是有利於改善血壓病症的蔬菜，但是要留心其食用的方式。

血壓高的人，可生食黃瓜，或在黃瓜裏加些醋、檸檬拌著吃；但對於低血壓的人來說，黃瓜不宜生食，盡可能煮熟吃。把黃瓜片、雞肉、香菇蒸來吃，就是一道美味的料理。

至於製汁，前面提到黃瓜含破壞維生素C的抗壞血酸，因此製汁最需費心的部份是配合材料。

通常黃瓜榨汁時，可配上芹菜、胡蘿蔔、柑橘類等維生素C豐富的蔬果，這樣果菜汁中既保留礦物質鉀，亦含豐富的維生素C，及其它對保健、美容有助益的營養素。

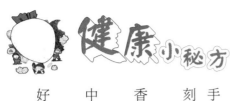

【洋蔥——防止機能退化】

幾年前，有部美國喜劇電影叫「洋蔥大俠」，電影中的英雄無論走到哪兒，手上皆拿了一個洋蔥，邊走邊吃，就像咀嚼人間美味，這一幕可真令人印象深刻。

許多西式菜肴在烹調的過程中，喜歡用洋蔥來提味，就如同中式料理的爆香。

但是對於大多數的東方人而言，洋蔥的特有氣味及辛辣，是東方人飲食習慣中較難接受的，所以東方人喜食洋蔥的比例不若西方來得高。

洋蔥是百合科植物，它特有的辛辣油是天氣的藥劑，不論內服、外用皆有極好的殺菌效果。

洋蔥和蒜的功用類似，但刺激性卻不及蒜來的強烈，其豐富的營養素能淨化血液、強化血管，故食用洋蔥能防止動脈硬化及腦出血，也有人以生食洋蔥來增強體力。洋蔥所含的硫化物能加速維生素B_1的活動，使新陳代謝更順暢。

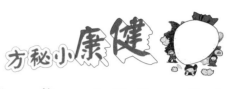

「老」是人們不願意卻不能拒絕的生理現象，「老」代表了「視茫茫，髮蒼蒼，而齒牙動搖」，「老」也代表了身體機能退化、新陳代謝衰退，各種病症雜沓而至，血壓不穩、面部肌肉鬆弛、性慾降低，每一件事都提醒著人們「青春一去不復返」、「老之將至云爾」。

然而，這一切眞的是這樣悲愁而無法改善的嗎？其實不然，蔬菜中的洋蔥便能增強已退化的身體機能。

洋蔥內的硫化物促進新陳代謝，使身體變得有活力，幫助消化和膽汁的分泌。切碎一五○公克的洋蔥，混以一○○公克的蜂蜜和一公升的白酒，浸泡兩星期後，過濾出汁液，每天當補藥喝上四茶匙，可防止年老機能退化。如果有風濕痛的毛病，還可以將生洋蔥汁塗抹患處，以減輕關節疼痛。

雖然說洋蔥能「妙手回春」，但究竟不是什麼長生不老的靈丹妙藥，天道循環、生死相連，只是在生之日，適量的食用洋蔥，可使老年的生命更有活力。

當然，講求中庸的中國飲食之道，總是有一利必有一害，洋蔥亦不例外。因爲洋蔥有強烈的刺激作用，所以對血壓較高、容易疲倦或神經質的人較不宜多食，缺乏胃酸者亦應減少洋蔥之食用量。

【空心菜——降血壓】

當兵的人大都有過部隊自給自足的種菜經驗，他們將部分營區劃分若干責任區種植蔬菜，供給軍中日常食用。

大部分的人，都喜歡種植空心菜，一來收成快，二來收成時只需割上面的部分，根部保留，要不了多少，又是綠油油的一片。

就是因爲易生長、容易種，所以它是市場上最常見的蔬菜，颱風季節裏，別的蔬菜得等上十天半個月才能採收上市，此時空心菜便成了「蔬菜救火隊」，原因也就在於好種、好長。

空心菜又名蕹菜，在《南方草木狀》一書中，稱蕹菜爲「南方之奇蔬也」，是中國南方非常普遍的一種蔬菜，它依種植區域的不同，可分爲水蕹菜和陸蕹菜，除了可生長在濕土上，也可以生長於水田中、池塘邊，是中國南方主要的蔬菜之一。

空心菜的營養價值頗豐，除了含維生素、礦物質外，還含少量的蛋白質、醣類，而其中最可取的是它含豐富的鈣質，食之，能促進心臟規律跳動，對血管機能的運作有很好的協調作用。所以當血壓偏高時，空心菜能適時的調降血壓。

在《本草拾遺》中還指出空心菜有解毒功能，「蕹菜煮食，可解胡曼之毒。」而《嶺南採藥錄》更記載其對肝火旺盛所引起的流鼻血有抑止的效能。

雖然蕹菜的好處說不盡，但是它也有缺點，因爲：蕹菜性微寒，所以體質虛寒、貧血，或血壓偏低者，不宜多食，但相反的，它對於便祕的人，有整腸助消化的功用，有些人就常用蕹菜煮湯作溫和的通便劑。古書《陸用本草》云：「蕹菜治腸胃熱、大便結。」

天生萬物以養人，無論再營養，再美味的食物，皆有一定的攝取量，吃食過多或過少，都會引發不良的症狀，因此分寸之間需拿捏準確，以期達到最大功效。

【蕹菜健康小偏方】

①小孩火氣大、便秘，用蕹菜煮湯，可以通便。

②炒海鮮加些蕹菜，防止海鮮食物中毒。

③皮膚濕癢，可用水煮蕹菜，搗爛敷在癢處。

【香蕉汁——預防心臟病發作】

醫院裡最常代表死亡的鏡頭是一幕心電圖，由高低的曲線，變成一條直直的水平線每當此時，醫生就會宣告病人死亡，「魂歸離恨天」的下一幕，則是病患家屬的悲慟。

由此可知道，心臟停止跳動就是生命的終結，反過來說，強有力的心臟是活力、活動、活著的源頭。

台灣素來享有「香蕉王國」的美譽，一般人吃香蕉僅僅是因爲便宜又可幫助消化，卻不知香蕉是含礦物質鉀極爲豐富的一種水果，每天吃一根或兩根香蕉可以防止心臟病發作，對於中風、腎臟病和高血壓也有很好的改善效果，更可使疾病遠離。

專家們心中理想的早餐食譜便是——一根香蕉，二盎司葡萄柚汁和一些馬鈴薯及其它蔬菜。

隨著飲食的西化，心臟血管所引發的疾病，早就盤據國人十大死亡原因的前幾位。所謂心臟病，不僅僅是心臟本身的問題，有些心臟病是因爲其它疾病或內臟器官產生的病變而引發的。

舉例來說，慢性肺原性心臟病即是因爲罹患慢性支氣管炎、支氣管哮喘等疾病所引起的肺組織、肺動脈發生病變，使得肺循環阻力增加，肺動脈高壓導致心臟增大，引起心力衰竭而死亡。

另外常見的一些心臟疾病有風濕性心臟病、冠狀動脈心臟病、高血壓性心臟

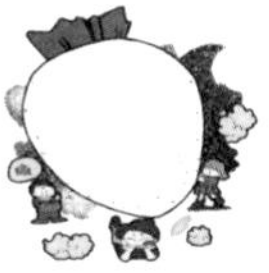

病，及先天性心臟病引起的心肌梗塞、心律不整等等的心臟疾病。

心臟是一部複雜且專門的管理機器，它的預防與治療非三言兩語所能道盡的，但是它最基本的發生原因，還是和飲食有密切的關聯。

專家們發現原始人類沒有高血壓、心臟病、中風等疾病的可能原因，就是清淡的飲食，尤其是含礦物質鉀豐富的飲食，實驗室裏的證明，鉀質含量豐富的飲食法，使實驗室裏的動物死亡率減少百分之八十七。

吃香蕉也是有些禁忌的，對身體狀況良好的人而言，吃根香蕉可幫助消化，但對於感冒、過敏的人來說，吃香蕉會妨礙消化。

香蕉最好不要在飯前食用，易傷胃；三歲前的孩童最好不要餵食香蕉；瘦弱無力的人有便秘現象時，可用香蕉沾蜂蜜來改善。

【香蕉健康小偏方】

◉香蕉蛋糕

材　料：香蕉三根，奶油五〇公克，檸檬汁五茶匙（約半個檸檬擠汁），蛋三個，巧克力脆片四〇公克，麵粉七〇公克，酸粉半茶匙，砂糖四〇公克，烤盤一個。

方　法：①香蕉切五公分圓片，加奶油、檸檬汁，放入微波爐加熱兩分鐘，拿出略略攪拌，再加熱兩分鐘。

②分開加熱過的香蕉及奶油汁，奶油汁倒入碗中邊攪拌，邊使其冷卻，繼之加入蛋黃攪拌成濃稠美乃滋狀。

③將巧克力脆片倒入容器中，並將香蕉的三分之二加入其中，與濃稠之奶油盛裝在一起。

④前項容器中再篩入麵粉、酸粉順同方向拌勻。

⑤大碗裏倒入蛋白，加入砂糖充分拌勻，用打蛋器打成泡狀。

⑥在發泡的蛋白裏加入④項的麵糊，以直切的方式攪拌蛋泡和麵

糊。

⑦將鋁箔紙鋪在烤盤上，裏面再鋪上燒烤的墊紙。

⑧將麵糊倒入烤盤，弄平表面，並在上面加上剩餘三分之一的香蕉片做爲裝飾。

⑨放入烤箱烤三分鐘，取出，在容器上蓋層鋁箔紙再烤二分鐘，燜五分鐘；再烤五分鐘，再燜五分鐘；最後再烤五分鐘即大工告成了。

【心臟病簡易自救小偏方】

心臟病突發時，若無外力援救，患者大聲咳嗽；每三秒鐘咳一次，可藉咳嗽增加動脈壓力，從而有效的促進血液循環，使鮮血能及時補充暫時缺血的心臟。

惱人的神經、骨骼病症

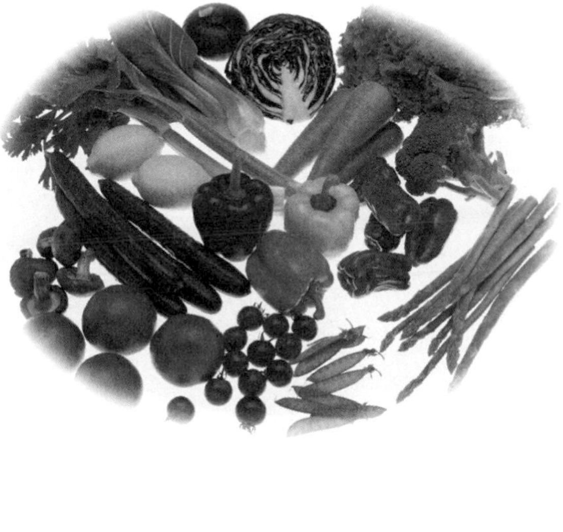

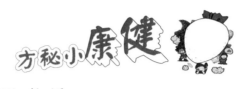

惱人的神經、骨骼病症

【馬鈴薯——治痛風】

人有的時候不得不認命服老，年輕時身體硬朗，肌肉發達有彈性，骨骼靈活，蹦蹦跳跳展現活力，曾幾何時，青春在不知不覺中消失了，體內的器官開始老化，骨骼也似乎無法再支撐龐大的身軀，背駝了，走路得放慢腳步，否則一個不小心就要折斷了。尿酸過高引發的病風，令關節骨骼變形，這一切的情形像在提醒人們，生命已走到盡頭。

蔬果中的馬鈴薯是對腎臟病、痛風、神經痛有療效的蔬菜。它是薯類中含水分最多的一種，內含豐富的維生素A及澱粉質。其最營養的部分是在皮下，因此馬鈴薯的正確吃法，是將洗淨的馬鈴薯連皮烤或煮來吃。

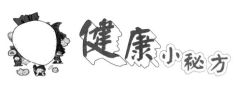

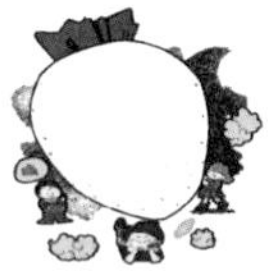

另外，馬鈴薯可榨汁與胡蘿蔔汁混合喝，每天喝個三、四回，連續喝一個月，不獨對痛風有效，對於患有十二指腸潰瘍及其他胃潰瘍、胃病的人都是很好的緩和劑。

在所有衰老的症狀中，痛風是一個令西醫頭疼的病症，在醫治痛風的過程中，一般西醫皆施以秋水仙素來消炎止痛，或是使用尿酸控制劑來控制尿酸值，然而使用上述藥物，最令醫師困擾的是它無法免除過敏，及肝、腸、胃消化器管受損的副作用。

談到痛風，不得不提到引發痛風的高尿酸血症。什麼是尿酸？簡而言之，尿酸是人體內新陳代謝後所產生的物質。

人體內產生尿酸的方法有二種，一種是由我們所吃的食物中吸收一〇〇mg～一五〇mg的尿酸，另一種是由體內新陳代謝而來的五五〇mg～六〇〇mg的尿酸，因此，一般健康成年人體內尿酸總量是一二〇〇mg，但其中的百分之六十，也就是大約七〇〇mg的尿酸每天會經由人體的排泄作用排出體外。

若是人體的排泄作用不佳，或吃進過多可轉化爲尿酸的食物，而使得體內的尿酸過高，易患高尿酸血症，進而形成痛風。

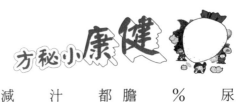

在排出體外的七〇〇mg尿酸中，通常75%經由腎臟排放至尿液中，剩下的25%經由小腸等消化器官排出，也就是經由大便排出。

因此，良好的腎臟功能是控制尿酸量的基石，另外就是在飲食上必須節制高膽固醇食品，如動物內臟、酒精、或攝取過多的脂肪、糖分、蛋白質，這些食物都將使得尿酸升高且不易排出。

食用馬鈴薯需要留意一件事情，當馬鈴薯發芽或出現綠黴的部分在食用或製汁時，應將其削去，以避免龍葵素的中毒。

由於馬鈴薯汁口味不佳，製汁時可酌量加些橘子，以自己喜愛的口味自行增減其分量。

【茼蒿——改善神經痛】

西風東漸的同時，西方的飲食習慣也隨之東來，因此西方人常罹患的病症在國內也日漸增多。許多養生專家有鑑於此，大聲疾呼，揚棄食用肉類，多食來自大自然的蔬果，並提出飲食的中庸之道觀念，因此研究發現茼蒿對神經痛有療效。

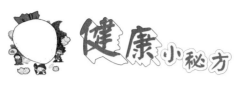

茼蒿爲菊科一年生草本植物，因茼蒿之清氣、菊之甘香，又被稱爲菊花菜，《千金食治》裏曾提到茼蒿可「安心氣，養脾胃，消痰飲，利腸胃。」它所含的營養成分非常高，其中胡蘿蔔素的含量甚至是黃瓜、茄子的十五倍至三十倍，具有整胃健脾、降血壓及補腦的功效。

何謂「神經痛」？它泛指一切神經病變所產生的疼痛，在臨床發現，有些是末稍神經炎，或者是神經炎及多發性神經炎……等等，它的發生大多是隨著年齡的增加，神經中有髓神經纖維明顯減少而發生。

老年人的代謝紊亂、營養障礙都是容易引發神經病變的原因，例如常見的糖尿病神經病變、癌症神經病變，或尿毒症神經病變。

在我們討論衆多的慢性病或神經、骨骼的毛病裏，感覺上好像這些病症都是到了一定歲數以後才會發生，而事實上也是這樣。

人到老年，先天的功能多已衰退，總不能期望六、七十歲的人還保有如二、三十歲的器官功能吧？東西用久了都會磨損，更何況血肉之軀。先天的凋敝是自然現象，但後天若不及早保養，只有加速老化的到來。

因此，養生之道應該是從年輕做起，例如：養成良好飲食習慣，適量的運動，用以改善心臟血管的病症，多吸收鈣質，能預防年老的骨質疏鬆症。

茼蒿還有另一項令人稱道的效能——就是防治貧血。茼蒿含有許多鐵質與鈣質，在女性生理期間能幫助女性調理腸胃，減輕下腹經痛。

茼蒿有較重的青澀味，因此在製作汁液時需加入檸檬，或柑橘類水果以中和其青澀味。而胃弱、胃功能較差者，可將茼蒿涼拌或用水川燙來吃，以避免茼蒿所含揮發性精油遇熱揮發，降低了健胃的作用。

【紅白蘿蔔——消除肌肉酸痛】

東瀛旅遊快報推出日本淺尾蘿蔔祭的廣告，使人不禁想起碩大圓潤的白蘿

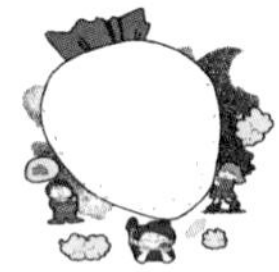

健康小秘方

蔔。

日本是個喜食白蘿蔔的民族，關東煮的料理中，永遠少不了蘿蔔；淺尾地區每年十一月的「淺尾大根祭」，更是日本觀光的賣點之一。想來日本人早已對蘿蔔做過精闢的研究，曉得吃蘿蔔好處多多。

瞭解白蘿蔔好處的人，並不僅限於日本人。事實上，《本草綱目》裏對白蘿蔔早就有註解：白蘿蔔「可生可熟，可菹可醬，可鼓可醋，可糖可臘可飯，及蔬菜中之最有利益者，而古人不深詳之，豈因其賤而忽之耶？」

至於紅蘿蔔，又稱爲「胡蘿蔔」，它原產於歐洲，後來才傳入中國，故以「胡」冠之。在中國某些地區，人們因爲紅蘿蔔的營養價值高，以「小人參」稱之，日本人亦稱爲「菜參」。

而在《本草綱目》中，李時珍對紅蘿蔔的評價也很高，其言「甘、辛、微溫、無毒、下毒。下氣補中，利胸膈腸胃，安五臟，令人健康，有益無損。」時下流行的果菜汁中，紅蘿蔔更是常見的配料，常與其它蔬果混合打汁。

運動過量了，產生肌肉酸痛的現象，雖然不是什麼大不了的毛病，但酸痛總令人不舒服，這個時候，喝杯混合蘿蔔汁能消除肌肉酸痛，並能治眼疾、失眠、貧血等病症。

其作法：紅蘿蔔、白蘿蔔洗淨後，將根莖與葉切開，根莖的部分切成五公分大小，放入果汁機裏絞汁，接著將白蘿蔔的葉和紅蘿蔔的葉投入絞汁，混合根莖汁液和葉的汁液，加些檸檬汁，便是一杯富含各種營養素，尤其是鈣、胡蘿蔔素、鐵質含量豐富的果菜汁。

當然，白蘿蔔、紅蘿蔔的好處是說不盡的，有人用紅蘿蔔與荸薺煮湯作爲小兒出麻疹的輔助治療食物，有人用紅蘿蔔與紅棗熬湯，以治百日咳。

西方科學家說，經常食用紅蘿蔔有助於體內膽固醇變爲性賀爾蒙。瞧瞧！紅蘿蔔還可以當做「壯陽劑」呢！

改善生活中常見的小毛病

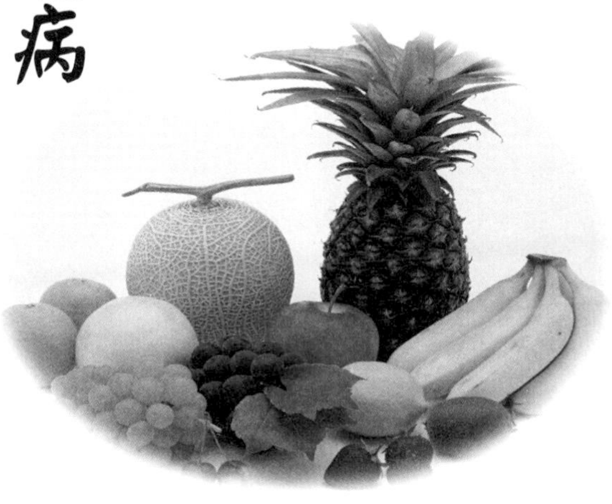

改善生活中常見的小毛病

【小黃瓜——治療膀胱炎】

小黃瓜在中醫認為是具有清熱、利尿、解毒的作用，而現代的醫療研究亦證明黃瓜具通滑腸胃的功用，並可排洩腎臟炎所引起的水腫。

在預防和治療膀胱炎時，醫師多半會建議病人在性行為完畢後，清洗私處並小解，原因在於小解會把不潔的分泌物排泄掉，而黃瓜正好有利尿的功用。小黃瓜富含鉀，可幫助排尿，但胃寒濕重的人，當謹慎食之。

膀胱發炎是常見的一種病症，它的起因大多源於衛生習慣不佳，使得細菌進入尿道而引起發炎的現象。通常膀胱發炎患者在如廁時，便會感覺疼痛，且排尿的次數增加。罹患膀胱炎，對一般人來說，雖非大病，卻是令人難以啓齒的小毛

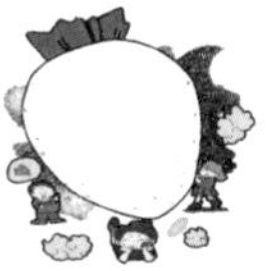

健康小秘方

病，尿道位在人體私處，除了因個人衛生習慣不好，易引起膀胱炎外，另外會導致膀胱發炎的原因，即是性行爲。

因女性的陰道口與尿道口極爲接近，對於沒有性經驗的新婚夫婦而言，在緊張的狀況下，常常將尿道口弄傷，使得尿道本身的防禦能力被破壞，細菌便很容易進入，形成膀胱炎，這也就是所謂的「蜜月型尿道炎」。

另一種「性交後膀胱炎」，通常是因爲機械性的運動，將尿道及周圍的細菌帶入膀胱而引起的發炎。

無論是哪一種狀況所引起的膀胱發炎，皆與衛生習慣有密切的關係，所以保持良好衛生習慣是非常重要的。

如果不小心罹患了膀胱炎，則可請醫生開抗生素來治療。若想採用自然療法，那麼小黃瓜汁是最好的膀胱炎治劑。

【治療膀胱炎小偏方】

黃瓜一條，直剖爲二，毋需將籽除去，以一半用醋煮至爛，另一半用水煮至爛，同時服下，可去水腫。

【番茄——除疲勞】

瞬息萬變時代，時間就是金錢，如何才能避免長久處在疲倦的狀態中呢？來杯番茄汁吧！喝些番茄汁向疲倦說再見，恢復起精神才能再次向前衝。

番茄，看它被冠上「番」字，就知道出身非正統，不是中國原產植物。沒錯，番茄原產於秘魯，約於十六世紀傳入歐洲，傳入中國的時間甚晚，中國人食用番茄不過是近五、六十年的光景，成爲普遍性的食物，亦只是近二十年。

番茄的營養豐富，美味且富含多種營養素，根據醫學分析，番茄含有蛋白質、脂肪、碳水化合物；在礦物質方面，含鈣、磷、鐵、鉀；維生素方面有維生素A、B_1、B_2、C、P等等。

這些營養素中最特別的是維生素C豐富，豐富的維生素C使得患有口角炎、

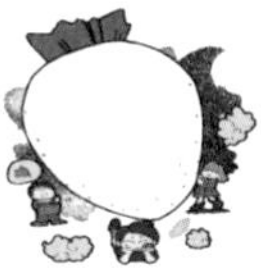

健康小秘方

口內炎、或口腔、口內潰爛的人，適當的食用後，可以發揮消炎的功效。再者番茄中的維生素C比許多同類蔬菜來的多且耐火，耐火即指比其它含維生素C的蔬菜適宜煮食。

番茄有時並不限於作爲菜餚食用，一般人因其酸中帶甜，將它視爲水果食用，但對於腸胃炎患者，則宜煮過再食。年紀大的人也不宜多食，因番茄生冷，吃多了會降低體內內臟蠕動，容易腰酸背痛。

番茄打汁，可加入少許檸檬汁。若要剝除果皮，則可淋熱開水，表皮即可輕易剝除，自製的番茄汁除加入些檸檬汁外，尚需加些食鹽，如此攪拌約四○秒鐘，即可成爲一杯營養美味的番茄汁了。

喝了加檸檬的番茄汁可以鎮定心神，對容易緊張的人，有祛除壓力的功效。

如果今天工作繁忙，疲倦不堪，那麼在新鮮的番茄汁中加點蓮藕汁，喝了會覺得疲勞程度減輕了；如果壓力使你有些神經質，無妨！在番茄汁中滴些白蘭地酒，可以鬆弛神經，鎮定神經。

【番茄健康小偏方】

①選購番茄時要看蒂，蒂如果新鮮翠綠則爲佳品，蒂如果萎縮則爲次級品。

②牙齦出血，可多生食番茄：食慾不振，用番茄煮肉湯喝，可促進食慾。

【菠菜——防治眼疾】

提起菠菜，首先自腦海中跳出的畫面是：奧麗薇被笨驢追著滿處跑，大力水手卜派在後面追，一個不小心落入陷阱，情急下自口袋中拿出一罐菠菜。吃進菠菜後，神力大增，迅速救出笨驢手中的奧麗薇。

從這誇張的卡通影片中，可以顯示出美國人對於菠菜營養價值的評價，雖然吃了菠菜不會像卡通中的大力水手，可舉起高樓大廈，但是對於身體的保健功能卻有很大助益。

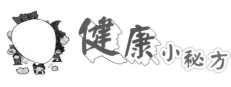

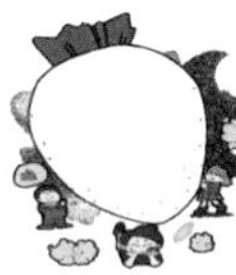

健康小秘方

菠菜古稱菠稜菜、波斯菜，據了解，菠菜是由波斯國經絲路傳入中國，故以菠斯菜名之。而近代醫學的分析，菠菜含蛋白質、脂肪、碳水化合物及豐富的維生素C及A，並有礦物質鈣、磷、鐵等，是營養價值非常高的蔬菜。

《本草綱目》對菠菜的記載是「菠菜通血脈，益胸膈，下氣調中，止渴潤燥」，又由於菠菜含豐富的維生素A，所以有明目及治療各種眼疾的功效，除能維持正常視力，預防夜盲症外，又能促進生長，對肺部有毛病的人尤其有助益。

近代醫學上對菠菜的研究中發現，菠菜雖含豐富的營養素，但也含了一種不好的草酸成分，草酸在人體內若與鈣結合，容易形成草酸鈣，而此種草酸鈣不易爲人體吸收，沉澱的草酸鈣易形成結石，成爲身體各種結石的來源。

所以早年用豆腐、菠菜來燜煮的烹調方式，已被現代營養學家認爲是錯誤的烹調方式，原因即在於豆腐中的硫酸鈣會和菠菜中的草酸起化學作用。

正因爲菠菜中的草酸會使原來美味的蔬菜變質，所以需鈣質較多的老人與小孩當特別謹慎食用。

對於菠菜含豐富鐵質，多食可補血的觀念，現代營養專家也有新的說法，那就是菠菜雖含豐富的鐵質，但人體的吸收率卻不高，原因也就因爲草酸鈣會形成不能溶解於身體的結石，這些因素影響身體對鐵的吸收，因此以菠菜補血，效用將大打折扣。

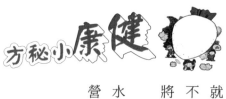

瞭解了菠菜的特性後，人們在食用菠菜前需先去除草酸，最好的方式是用沸水燙幾分鐘再取出，不論炒豬肝或煮湯，皆可保留原有的營養價值，因此對因爲營養不良所引起的各種眼疾，有非常好的食療效果。

【無花果——治療痔瘡】

無花果是屬於落葉亞喬木，葉大而粗，花隱藏在花托中。它是一種多纖維的蔬果，對於治療「痔瘡」有一套。

痔瘡是常爲人提到的一種肛門疾病，俗話說「十人九痔」，可見得痔瘡普遍的程度，然而痔瘡因有輕、重程度上的不同，故一般人非等到痔瘡惡化、影響日常生活後，方才得知已患痔瘡。

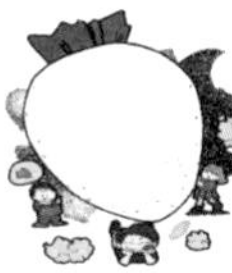

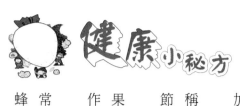

健康小秘方

痔瘡的生成是因肛門部痔靜脈叢受到壓迫而曲張所造成的。而使肛門部痔靜脈叢受到壓迫的原因，大多與飲食有關，例如：食用過多油膩、生冷、辛辣的食物，使得腸胃壅滯、便秘、血脈不順暢……等等。

膳食中，長期缺乏蔬菜，使得糞便乾硬，排便不易，而長時間停留腸中，增加對肛門的壓力，導致直腸末端靜脈瘀血，久而久之形成痔瘡。

痔瘡依生長的部份不同分爲外痔、內痔及混合痔，外痔又稱皮下痔核；內痔稱黏膜下痔；混合痔則常見皮膚與黏膜交界處。而一般痔核外表成紫褐色、成結節狀，當外痔發炎時，患者會有燒灼疼痛之感。

如何防止痔瘡的發生，首重飲食，多食纖維多的蔬果，使糞便柔軟。常食蔬果中的無花果，可預防痔瘡，因無花果的籽能刺激腸子的活動；也有人習慣用其作爲瀉藥，因其有通便、治療便秘的功效。

將六個無花果乾放入溫水中浸泡一夜，第二天起床，連水一併喝下去，是非常有效的通便劑。如果痔瘡已經生成，則可將無花果放在烤箱中烤過，搗碎，和蜂蜜攪拌，塗敷於痔瘡上非常有效。

除了食含纖維量多的蔬果外，在日常飲食中，也可以多吃富含維生素E的食物，因爲維生素E能促進末稍血管血流順暢，不至於因血流鬱積而產生痔瘡。

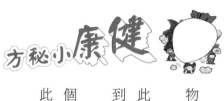

在飲食習慣上，因痔瘡的生成和飲食有關，那麼腸胃健康是非常重要的，因此飲食需要適量，吃飯的速度不宜過快，不要暴飲暴食，注意飲食衛生，避免吃到不潔食物，引起胃腸的傳染疾病，造成直腸肛門的損害。

總而言之，在預防肛門疾病上，良好的規律飲食習慣是不可忽視的；其次是個人衛生習慣的養成；適當的運動，促進血液循環，並增進肌肉的協調功能，如此當可避免肛門疾病的發生。

【營養綜合汁——強化身體機能】

中國有句俗諺——「物極必反」，但凡任何事總是由簡單到複雜，再由複雜回復到簡單。

國人在飲食上的習慣，似乎也隨著這樣的流程在走，早些年國家紛亂，戰事

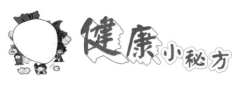

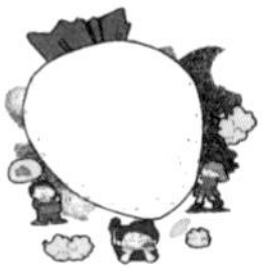

健康小秘方

頻傳，人們的飲食條件僅著重溫飽，至於營養與否就不是那個時代所能考慮的。

戰爭結束，休養生息，社會的型態也由農業社會進入了工商業社會。也許早年餓怕了，當口袋有了餘錢時，飲食的條件也就從溫飽進入了精緻，開始追求吃的排場，這樣的「吃」法造成今日的營養過剩、小學裏淨是些小胖子的現象。

當人們發覺到肥胖不等於健康、肥胖是健康的大敵時，於是乎開始提倡「吃的健康」的養生之道，什麼樣的食物吃進肚裏能增加活力？什麼樣的食物會使人提早老化？

研究的結果是來自大自然的蔬果能給人足夠的營養，過度人工化及高脂肪的食物會使人健康受損。於是乎，天然蔬果製成的各種料理及飲料，變成現代人飲食的新寵。

前面曾經介紹一些蔬果飲用的效能，針對該植物指出其特點，然而這些蔬果的調理，有時不僅僅用於單料調製法，亦可與其它營養素豐富的食品混合調製，成爲名副其實的健身大補汁。

例如用營養價值極高的蔬果：胡蘿蔔、橘子、蘋果加些牛奶、雞蛋共同調製成汁，不僅對病後衰弱及容易疲倦的人療效卓著，對於視力衰退、肩酸、腰痛、神經痛也有改善的效果。

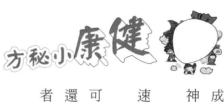

劇烈運動的人飲用此種綜合果汁，可增強持久力；靠勞力工作的人飲用可迅速消除疲勞；健康的人喝了，可培養元氣；體質弱的人飲用則可滋補強身。

有時候忙碌的生活讓人神經緊張，甚而在疲倦的情況下也無法入睡，此時，可在上述的混合果菜汁裏加二〇～三〇CC的酒，睡前飲用，除了營養的功效外，還能迅速消除疲勞、鬆弛神經，使人安然入睡。需注意的是，若有慢性病的患者，可去除混合汁裏的雞蛋，以免加重病況。

【蒲公英——強精壯身】

看到「強精壯身」幾個字，大多數的人都會朝著強化性能力的方向想。其實狹義的說來，強化精力的確是指著性能力的加強，然而性能力不佳者，往往發生的原因是在個人精神、心理上的問題，因而解決性能力衰退的問題，根本之道在

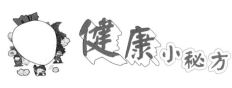

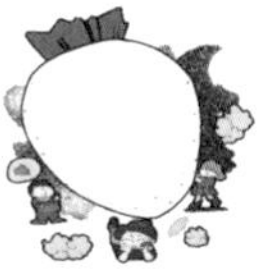

於心理的層面，而食療的功效在於整個身心的健康，讓身體機能更健全。

試想，若一個人身體健康，則精力充沛，精力旺盛之人又何來性能力衰退之說呢？所以廣義的「精力」解釋，應包含了生理與心理兩方面的問題。

蒲公英在天然蔬果的分類上，通常擺在野菜類，而不是一般日常生活食用的蔬菜。在中國，人們較常將蒲公英當作藥用，因此藥用上的經驗較豐富，食用上反而不常見。《本草正義》云：「蒲公英，其性清涼，治一切疔瘡、癰瘍、紅腫熱毒諸症，可食可敷；頗多應驗可治癰乳癤、紅腫硬塊，尤爲捷效。」

在鄉間，一般人不懂得什麼醫療大道理，但他們卻常將其搗爛外敷，以治毒蟲咬傷，也有人用蒲公英花泡茶作爲涼茶飲用。

蒲公英屬於多年生草本植物，是鄉村隨處可見的野菜，在路邊、山坡、田邊到處滋生，世界各地皆可見其蹤影。

在食用上，西方人對蒲公英的喜愛較中國人爲甚，在西方人的眼中，蒲公英是補品。習慣用草藥治病的歐洲人，他們將蒲公英視爲保肝的食品，更利用爲清涼瀉劑，利尿、健胃劑，而法國人更用它來做菜餚；另外，美國人將它研製成咖啡代用品。

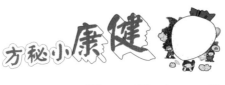

的確，蒲公英藥草確實值得人們的厚愛，整株蒲公英的各部分，無一不可爲人利用，葉的部分可清血助消化，根的部分可作爲肝臟治劑，乾燥的蒲公英根部甚至對胃及十二指腸的潰瘍有療效，因此說蒲公英能強精壯身，一點也不誇張。

蒲公英打汁需留意它的苦澀味，可加些蜂蜜調味。而一般野菜含鉀量多，故製果菜汁時需加食鹽，但對於不可多食鹽分的腎臟病患者，必須留心這一點。

【包心菜李汁——改善牙周病】

「牙痛不是病、痛起來要人命。」有過牙痛經驗的朋友們，最能深刻體認這句話。

根據政府的健檢資料顯示，國小中低年級的小朋友中，高達七成的人罹患齲齒，這也就是說，如果這七成的小朋友在往後的日子裏不改善口腔衛生習慣，那麼將不可避免日後爲牙痛所苦。

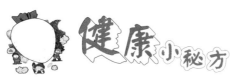

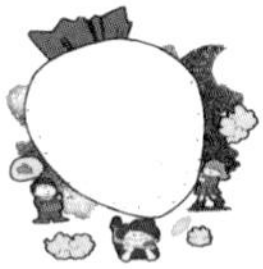

健康小秘方

包心菜又稱結球甘藍、包菜、白菜，是爲十字花科蕓苔屬的二年生草本蔬菜。原產於廣東、福建等地。今全國各地均有栽培。

包心菜是屬芥菜類，莖短縮，密生蓮座葉和球葉，球葉向內包卷，互相重疊，成葉球狀，色白綠，質嫩。品種方面可以顏色來分別，有濃綠的、紫色的和鮮綠色的。包心菜耐貯藏，能四季生長，是重要的蔬菜之一。

由於它的維生素及礦物質含量豐富，尤以鈣質特別豐富，因此對牙齒有很好的保護作用。

和包心菜同樣具有鈣質的水果——李子，亦對牙痛有其療效。

李子是一種寒涼水果，有解熱、止渴的功效，它富含碳水化合物，每一百克果肉中，即含十七毫克的鈣。它的果實、根、根皮、樹膠、葉及種子均可作爲藥用。

李子根性寒，味苦澀，具有清熱、解毒之功效。治牙痛、消渴、抑心煩。但李子性酸，多吃會損傷脾胃。

若是牙齦出血，吃些李子能止血、消炎，而牙周病的患者可以用李子汁漱口，李子汁中加些鹽，每日漱口多次，能改善牙周病的病狀。

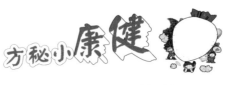

包心菜汁與李子汁的混合汁，除了能防治口腔疾病外，對於面皰、青春痘、便秘都有改善效果；然而李子性涼，口味過酸，如單獨飲用李子汁，對腸胃功能弱的人有傷害，適量加入包心菜汁正可彌補其傷害。

【牙痛健康小偏方】

用乾李根十～十五克，切碎洗淨，泡開水漱口或磨汁塗抹。

【白菜蘋果汁——治療下痢】

蘇東坡有「白菘類羔豚」的詩句，這裏的「白菘」是今人稱的白菜。

對中國大陸的北方人來說，白菜是常吃的蔬菜。在酷寒的北方，雪地裏挖個大冰窖，將新鮮白菜大批存放，待大雪紛飛，草木不生的寒冬時節，就成爲唯一

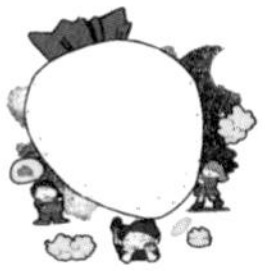

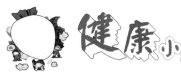

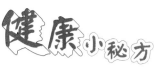

健康小秘方

佐餐的菜餚。天寒地凍，坐在炕上，吃一鍋白菜粉絲豆腐，就別提那份暖到心窩裏的感覺了。

白菜不僅僅有「耐吃」的美名，更因其富含豐富的維生素和鈣質、礦物質，所以有通腸利胃、消食下氣、和中益氣、利大小便等等的功用，是北方人眼中的蔬菜王。

至於蘋果，亦有百果之王的美譽，它的營養價值高，對於大多數的病症皆有或多或少的幫助，最大的效果即在於保護腸胃，它一方面能中和其它食物的刺激性，另一方面在腸胃不適、下痢的情況時，能減輕其症狀。

蘋果中所含的營養素中，最特多的是菸草酸、單寧酸，尤其是單寧酸，它能抑制並收斂細菌的生長，因此若吃進不潔的食物，引起下痢，則可喝三〇〇～四〇〇CC的蘋果汁，或者吃整粒的蘋果，皆對下痢有改善的效用。

◉蘋果白菜汁

材料：蘋果、白菜、檸檬、冰塊。

作　法：①洗淨白菜與蘋果，將白菜的莖與葉切開
②蘋果連皮切成適當大小。
③檸檬榨汁，再將白菜與蘋果交互放入果菜機內榨汁。
④可加些食鹽調味。

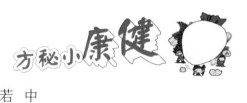

【蔬果茶飲——治暑熱】

天然蔬果中，有許多瓜果是對中暑患者有療效的，例如冬瓜：在炎熱的夏季中，過度的流汗會將體內的養分一併排出，所以體力消耗得快，容易疲倦，但是若能善用冬瓜利尿的功效，則可將體內的水分順利排出，而不會損失體內的養分。

用五〇〇公克的冬瓜、三〇〇公克的薏仁，連同鴨一隻同放鍋中，加水煮湯服食，可事先預防中暑；中暑情況輕微者，亦能適時化解。

台灣地處亞熱帶，全年三分之二的時間都是偏高溫的氣溫，尤其是每年進入

健康小秘方

五～八月，不但氣溫高在三十度～三十五度間，濕熱的空氣，往往讓人透不過氣來。在這樣悶熱的氣候裡，汗蒸發困難，使得體內迅速積聚熱量，進而發生中暑的現象。

中暑是夏季高溫或突然高溫，而且空氣不流動的環境中所產生的一種急熱病。處在艷陽高照的環境中，初時感覺快被陽光烤焦了，隨即頭疼、頭昏、疲倦難過至極，此時若不立刻找一處蔭涼處暫避陽光，立即可能會有頭昏、煩躁、抽搐，甚至昏厥。

中暑的特徵是發病急，易傷津耗氣，因此即時的補充水分、鹽分是非常重要的。大體來說，中暑患者的膳食需選擇較爲清淡的料理，而且需要特別留意飲食的衛生，除了水分的補給外，熱量、蛋白質、礦物質、維生素等營養素亦需適時的補充。這時蔬果正可發揮它的功能，解渴又補充各種維生素。

藉用瓜果治暑熱的茶飲、膳食有許多，列舉一、二，僅供參考。

【蔬果健康小偏方】

◉適用於中暑輕症患者的茶飲

芝麻葉茶——芝麻葉一把，以開水沖之，隨時飲用。

扁豆葉茶——扁豆葉一把，以開水沖之，隨時飲用。

◉適用中暑重症昏迷的茶飲

苦瓜茶——苦瓜一條，綠茶三克；苦瓜洗淨、去瓤、切碎、與綠茶加水煎服。

荷葉汁——荷葉或荷花適量，以水煎服之。

◉預防中暑食膳

冬瓜蓮葉粥——冬瓜十克、蓮葉一張、粳米六十克，混合加水煮粥，連服四到五天，可預防中暑。

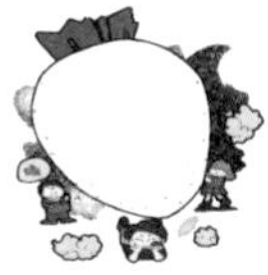

健康小秘方

【梨汁——固腎】

梨性涼寒，一般人常用於降火氣、去熱潤肺，而它對於腎臟不健康的人特別適合。梨肉含維生素B_1、B_2、及C，最重要的是含有天門冬素，這是對腎臟有保健效果的營養素。

腎臟是人類身體中重要的代謝器官。人們爲了生存與成長，食用各類食物以供給身體所需，而也會有人體不需要或過剩的食物，被一併吃了進去，因此，就會有各司其職的器官，負責清運「垃圾」，「垃圾」成固體狀的，就由小腸來執行清運，這就是排便。「垃圾」是液體狀的，就由腎臟來排出，也就是尿液。

「自然」對每個人都是公平的，只要是天生健康的身體，它都已經裝好使用配件，而每一個人只要負責後天的保養。平時著重保養的，器官必不會早早因「年久失修」而損害。

腎臟病發生的原因，大多因腎小動脈硬化，使腎血流量減少，腎小球濾過率和腎小管功能減低，減低的結果是腎臟清理「垃圾」的效率大打折扣，於是尿裡面就會有剩餘的蛋白，或紅細胞等物質。腎功能因此而不健全；引發出各種腎臟病症，如：尿路感染、急性腎炎、尿路結石……等等。

罹患腎臟疾病的人在飲食的輔助上，通常以能利尿的蔬果爲佳，利尿能幫助腎功能的排泄循環不已，水果中，利尿消腫的蔬果有許多，例如：冬瓜、西瓜、紅豆、絲瓜等，而其中梨亦是有很好利尿功效的蔬果。

【梨子健康小偏方】

◉梨汁的作法

梨子需先將皮削去，有時可加入蘋果、胡蘿蔔、蜂蜜打汁，有時可加入柑橘類打汁。各種材料切成小塊，一同放入果汁機內，隨喜好加入冷開水稀釋，不但好喝且可保健腎臟，滴入數滴白蘭地、威士忌酒，風味尤佳。

女性私房菜

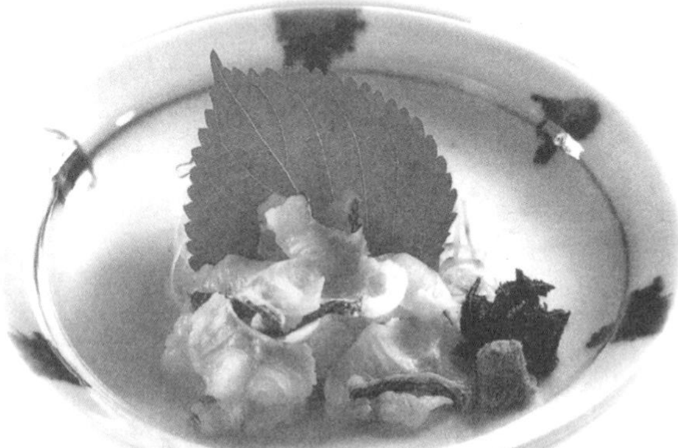

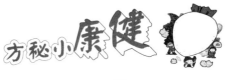

女性私房菜

「寧爲女人」是對身爲女人的一種鼓勵，然而身爲女性，在一生中的確會經過許多是男性不能體會的不適症及病變，因此，女性朋友，您不能不知道如何「寶貝自己的身體」，畢竟女性健康是一個幸福家庭的根基。

【木瓜——催乳佳品】

女人從一生下來就被上天選擇做爲生育哺乳的人，所以老天爺在她肚子裏設置了一個孩子的家，當小主人住進後，女性的本能，開始爲她未來的寶貝準備飲食——乳汁，直等到嬰兒呱呱墜地，就可以開始進入的哺乳的階段。

木瓜是一般民間常用的催乳劑，在鄉下，婦女用尚未成熟的青木瓜半斤，切片後與帶魚共同熬湯。

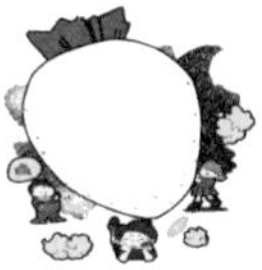

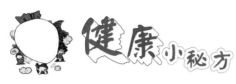

健康小秘方

這種食法，是取木瓜豐富的維生素與帶魚高蛋白質的特點，另外還有脂肪、鈣、磷、鐵、硫胺素、核黃素等多種營養素。飲用後，不獨對母體發乳有助益，更可提供嬰兒高營養價值的乳汁，使嬰兒的抵抗力增強。

木瓜除了是催乳聖品外，尚因含有木瓜蛋白酶、脂肪酶，能分解蛋白質和脂肪，對人體的消化有很大的幫助，故也常被用來治療消化不良症，而孩子體內有蛔蟲、條蟲時，也可以給小孩吃木瓜，有意想不到的效果。

在過去的農業社會裏，一方面是經濟能力不佳，二方面是女性就業機會少，所以婦女們通常都親自哺乳，不似現代工商社會，婦女們工作機會增加，在沒有時間、又怕影響身材的情況下，皆採用餵食牛乳的方式。

因此，產後婦女乳汁不多的情形，對過去的婦女來說影響較鉅，所以常常需要在植物中找尋有催乳功效的食品。

事實上，根據近來醫學研究報告指出，母乳是最有營養的嬰兒食品，通常以母乳哺育的嬰兒，他們的抵抗力較強。於是乎許多上班族婦女現在也盡可能有時間就親自哺乳。

◉無副作用的退乳劑小偏方

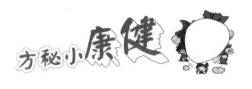

①葱一把洗淨切碎，加些蜂蜜，用火加熱，趁熱塗敷在乳房腫脹處，可使腫脹和硬塊很快消失。

②一味麥芽茶——麥芽一兩炒熟煎湯，當茶飲用可退乳。

③韭菜一大把，水煎當茶飲，可退乳。

④陳皮甘草湯——陳皮一兩，配上甘草二錢以水混合煮湯服之，可退乳。

【葡萄——活血、補血】

葡萄是一種極爲普通的水果，它的營養成分，不僅在現代科學分析下被證實，即便是講求有一利必有一害的中國養生之道的說法中，亦是讚譽有加，因爲葡萄性平，不寒不燥，一般人食之均無需顧忌。

葡萄原產於歐洲，世界上葡萄酒製造技術最好的地方就在歐洲。在歐美的社

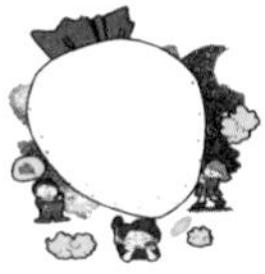

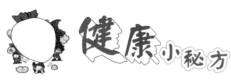

健康小秘方

交易場所，葡萄酒是必備的飲品。對於葡萄酒的品嚐，更有其一套嚴格的要求。

中國人食用葡萄也有數千年的歷史，《本草綱目》記載：「神農本草已有葡萄，則漢前隴西舊有，但未入關耳。」至於葡萄酒的製造技術則說「古者西域造之，唐時破高昌，始得其法。」

葡萄的營養成分高，據分析，除了有各種維生素外，還含有蛋白質、氨基酸、礦物質和脂肪，單就氨基酸來說，就有十多種之多。

正因爲葡萄的營養豐富，故葡萄對許多病症皆有相當助益，李時珍說葡萄酒有「暖腰腎，駐顏色，耐寒」之功效，每日少量飲用葡萄酒，對於身體虛弱及常失眠的人頗有益處。

中醫最常將葡萄視爲補血、活血之食物，古籍中說：「大補氣血，舒筋活絡，泡酒服之。」並說葡萄能「滋養強壯、補血、強心利尿，治腰痛，胃痛，精神疲憊、血虛心跳。」

有些養生醫理鼓勵孕婦產後喝點葡萄酒以補血，並幫助血液循環。而一般貧血患者，每日可飲三十毫升的葡萄酒，即可改善貧血症狀。

「葡萄美酒夜光杯，欲飲琵琶馬上催。醉臥沙場君莫笑，古來征戰幾人回？」唐人以葡萄入詩，可見葡萄這種水果予人一種詩情畫意的感受。先不談它實際的養生療效，只想著歐洲仕女，身著華服，衣香鬢影，纖纖玉指捧著葡萄酒，慢慢啜飲，那份閒情及優雅便足以使人陶陶然暈醉不已了。

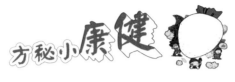

而古中國戰士出征前，騎馬上飲葡萄酒的豪氣，更使人擊掌稱讚，好一個「醉臥沙場君莫笑，古來征戰幾人回？」

【葡萄健康小偏方】

◉自製葡萄原汁

材　料：葡萄兩串。

作　法：①葡萄清洗乾淨，一顆顆擠破，放入鍋中加入一杯水。

②用大火煮沸，以濾網撈起表面浮起的泡沫後，繼續用大火滾煮十

五分鐘。

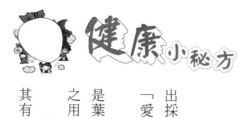

③用細質濾網過濾殘渣，過濾出的葡萄汁可加水稀釋飲用，亦可喝原味的濃稠汁。

【藕汁——助產後復原】

「江南可採蓮，蓮葉何田田！魚戲蓮葉間……」，這是漢代民間歌謠，描繪出採蓮人生活的愜意。中國自古以來對蓮的謳歌頗多，非常欣賞蓮的周敦頤更以「愛蓮說」一文傳世，盛讚「蓮，花之君子者也。」

蓮是睡蓮科植物，它除了提供文學上的暇想與寫作的題材外，植物本身無論是葉、是莖、是子、是花，甚至花蕊、花蒂、胚芽，無一不可提供作爲醫療保健之用。

首先是蓮葉，大片大片的蓮葉浮在水面上，將蓮葉採集洗淨，以水煮之，因其有消炎的作用，對常流鼻血的人來說是最好的飲品。

接著是蓮花的果實——蓮子，對於蓮子的利用一般人耳熟能詳的，尤其炎熱的夏季裡，來碗冰糖蓮子湯，那份消渴的沁涼感，是其它飲料所沒有的，吃了蓮子，再以蓮子中剝出的青綠色胚芽沖杯蓮心茶，雖然味苦，卻是上好的降血壓劑，遇上了急性腸胃炎，喝杯蓮藕汁，就可以止瀉。總而言之，「蓮」的好處是說不完的。

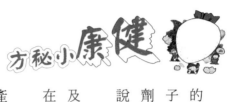

蓮藕從現代醫學分析，含有豐富的澱粉、碳水化合物、蛋白質、各種維生素及礦物質，而其中最多的營養素是「阿司巴拉精」。「阿司巴拉精」最大的功用在解毒，及治婦人病和生產後的復原。

因此，自古以來即爲中醫學的營養保健食品，有人甚至每天服六湯匙，以治產後出血。《本草綱目》云：「蓮子交心腎，厚腸胃，固精氣，強筋骨，補虛損，止脾泄久痢，赤白濁，女人帶下崩中諸血症。」由此可見，中國人對「蓮」的喜愛與善用。

中國醫理認爲食療是優於藥效的，雖然它不能「藥到病除」，可立即見到成效，但它溫和的調理方式是幾乎沒有副作用的。

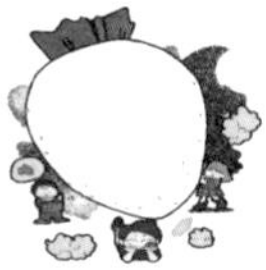

生產是女人一輩子最愉悅的付出，但是爲了孕育一個新生命，女人也盡其所能的將身體的營養供給小生命，因此，女人產後的滋補是非常重要的，常聽人說產後調理不好，毛病會跟著自己一生，所以爲了自己的健康，女士們可別忽略了產後調補，而蓮藕便是妳是最佳的選擇。

【蓮藕健康小偏方】

◉紅米糖蓮藕

材　料：中段蓮藕2節，紅糯米半碗，蜂蜜。

作　法：①紅糯米洗淨，浸泡一夜。

②蓮藕去皮洗淨，將蓮藕頭切下備用。

③將紅糯米塞入藕心，直到塞實塞滿爲止。並將切下的蓮藕頭用牙籤固定在蓮藕的最前面，以避免糯米漏出。

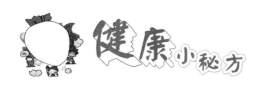

④放入沸水中煮五分鐘，再關小火煮半小後，關火燜半小時。

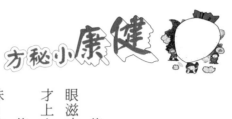

⑤撈出待涼，切片。可沾蜂蜜食。

【龍眼——補血安神】

龍眼的利用早在漢代即見諸文字，《神農本草經》、《本草綱目》皆記載龍眼滋味甘甜，屬溫熱性質，具補益心脾、養血安神的效用。因其多在荔枝上市後才上市，故又以「荔奴」名之。

龍眼狀似荔枝，比荔枝小且水分也較少，因其外形圓滾，狀似「龍」的眼珠，故中藥稱其爲「龍眼」。

歷史上有個愛吃荔枝的妃子——楊貴妃，李白詩云：「一騎紅塵妃子笑，無人知是荔枝來」。而另外一個可與楊美人媲美的人，是愛食龍眼的文學家——蘇東坡。大多數人皆知蘇東坡是個老饕，對美食的品鑒，歷史上無人能出其右，有名的東坡肉就是這位大文學家所創的，而因爲他對龍眼的喜愛，正說明此水果的確有其傲人之處。蘇東坡曾形容吃荔枝猶如食海蚌大蟹，吃龍眼就如食彭越石蟹，兩者俱被其所愛，龍眼更爲甚。

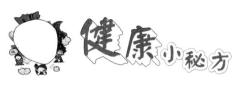

龍眼在中醫的眼中，是滋補的珍貴食品，蛋白質、維生素的含量豐富，最重要的是含糖很高，並且是人體直接可吸收的葡萄糖，因此是體弱貧血、婦女產後的重要調補食品。民間用龍眼肉、蓮子、糯米熬粥食用，是滋補的好食品。

用龍眼肉調理滋補品時，並不一定非是新鮮的龍眼肉，市面常見的龍眼乾與新鮮龍眼肉具有相同的滋補效益。

女性自青少年時期起，每隔28天，皆會有一次月經，正常的月經量一般來說是五〇～一七〇CC，也就是每個月會流失一七〇CC的血液，因此如何增加造血能力，補充失去的血液，對一般女性朋友來說是非常重要的。這時可吃些龍眼乾調補氣血不順，而若有心神不安、情緒起伏不定的現象，也可以吃些龍眼來安神補氣。

至於思慮過度、失眠多夢、胃口差，可從治療心脾著手，三〇公克的龍眼肉以水煎服，對神經性的焦慮有療效，而九公克的龍眼肉，加些酸棗仁、芡實，治療失眠的效果佳。

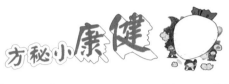

龍眼雖較荔枝性溫，不似荔枝性熱，「一顆荔枝三把火」般的上火，但食用過量依舊會上火，且有頭昏、胃不舒服的現象，故當謹慎服食。

【胡蘿蔔——補充生產失血】

胡蘿蔔的營養豐富，物美價廉是大衆所熟知的，胡蘿蔔本身所含的胡蘿蔔素可轉化成維生素A。維生素A對人的眼睛有很好的維護作用，但卻因爲含維生素C會破壞酵素，故胡蘿蔔與含豐富維生素C的植物混合時，必須迅速飲用，否則時間過久會破壞了果菜汁中的維生素C。

對於胡蘿蔔能提高鐵質的說法，並非指的是胡蘿蔔本身，而是胡蘿蔔的生葉。胡蘿蔔生葉含大量胡蘿蔔素，維生素B群、C、鐵，故可使得鐵質吸收率更高。用胡蘿蔔生葉製汁時，若加入胡蘿蔔，則需要特別留意，不可久置，以避免維生素C破壞酵素，破壞了維生素C。

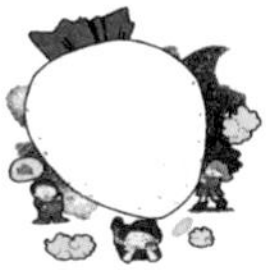

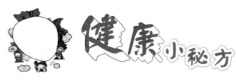

健康小秘方

胡蘿蔔能補充身體營養的效能是毋庸置疑的，身體虛弱的人可大量飲用胡蘿蔔汁；但如果是屬於精神亢奮的人，則需將胡蘿蔔汁混合蓮藕汁喝，妊娠婦在懷孕期間，就應該爲將來生產時的失血，做未雨綢繆的工作，每天喝五○○CC的胡蘿蔔汁可以保持良好的鐵質吸收。

對婦女朋友來說，不論是每月月經的失血，或是懷孕生產的失血，都足以影響婦女一輩子的健康。常聽生過的孩子的婦人們說「自從生了孩子後，老是頭暈，天氣只要稍微有變，則頭疼。」這種氣血兩虛的毛病，使得多數女性困擾不已。

而導致貧血的因素，通常是血液流失過多，因此女性常需要補充鐵質。日常食品中不乏含鐵質高的食物，然而往往在烹調的過程中流失。

一般而言，蔬果中的鐵質通常被吸收的比例僅僅是總含量的百分之二，故如何在處理中減少鐵質的喪失是非常重要的。據研究顯示，含鐵質蔬果與含維生素C的蔬果混合處理，能提高鐵的吸收率，而胡蘿蔔汁正有此優點。

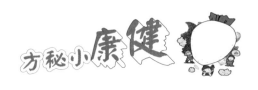

【胡蘿蔔健康小偏方】

◉胡蘿蔔汁

材　料：胡蘿蔔約半支、蜂蜜少許。

作　法：①將胡蘿蔔洗淨，以果菜機榨汁。
②加入少許蜂蜜，喜歡冰飲者，可加冰塊。

【含鈣食物——預防骨質疏鬆症】

要預防骨質疏鬆症，首先必須補充鈣質。牛奶是一般公認的高鈣食物，每天二○○CC的牛奶足以彌補鈣質的流失。而食物中的豆腐、豆干製品、小魚干、蝦米、海帶、海藻、髮菜、九層塔、黑芝麻、木耳等等，皆含有豐富的鈣質。

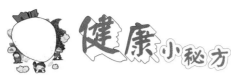

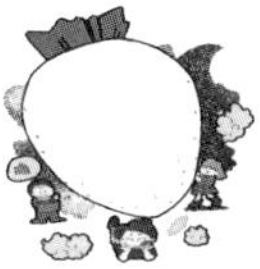

健康小秘方

但以上的食物在烹調時需留意配合的材料，因爲蔬菜中的草酸、植酸，會與鈣、鐵結合，在腸道轉化成不溶性化合物而影響鈣的吸收，這也就是爲什麼菠菜與豆腐的混合烹調是錯誤的烹調方式。此外，一般含草酸的植物尚有蘆筍、番茄、芹菜、洋蔥、花生，含植酸的食物則有全麥製品、糙米飯等都不宜與含鈣豐富的食物共食。

每個人都看過正在建造中的房屋，建築工人總是在打好地基後開始豎起鋼筋，灌混凝土，這個步驟完成後，房屋的骨架也就算大致完成了。而人體的骨架也就相似於房屋骨架，鋼筋就像骨骼中的骨基質，混凝土就是以磷酸鈣爲主的無機鹽，這兩種元素是構成骨骼的基本要素。

然而與蓋房屋不同的是，當鋼筋混凝土的部分建築完成了，建築工人再抹上水泥，漆上油漆，房子的建構就算大功告成了，而在往後的歲月，除非是不可抗拒的力量使屋子毀損重建，它將不再需要加添鋼筋和混凝土。

但是人類的骨骼就不一樣了，它有新陳代謝的功能，人終其一生都在吸收骨基質和無基鹽，這兩種骨骼生長元素就形成骨骼。然而在人成長的每一個階段，骨骼的吸收力與骨骼的形成並不是永遠等速的。

換句話說，人類在生長期中，骨骼形成的速度大於骨骼的吸收速度，因此骨量是往上增加的，進入了中年後，骨骼吸收力與骨骼形成的速度漸趨均等，所以骨量就保持穩定的狀態，隨著年齡的增長，骨骼的吸收速度會漸漸的超過骨骼形成的速度，這樣的情形，使得單位面積的骨量相對減少，骨量減少也就使得骨皮質變鬆，骨小樑變細而且逐漸減少，骨骼就變得疏鬆、多孔，這就是所謂的骨骼疏鬆症。

產生骨骼疏鬆症最主要的因素是缺乏鈣及維生素D，而罹患疾病或飲食、運動保健不當，會使得骨質加速流失，因此持續的補充鈣質，是預防骨質疏鬆症的基本法則。

女性在停經後，雌性激素不再分泌，體內缺乏女性荷爾蒙，對維生素D與鈣質的吸收力大爲減弱，但此時骨質的流失速度卻大增，即使勉力攝取大量維生素D和鈣質，補充的效果亦不彰。所以女性朋友從年輕時就應盡量攝取鈣質，同時更應多晒太陽補充維生素D，以幫助鈣質的吸收。

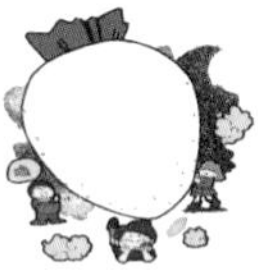

健康小秘方

　　除了飲食上的鈣質補充外，運動對骨骼的保健亦有相當的助益。它能增加骨骼的承受力，並增加骨骼血液流量，使骨骼變粗變大，平時可利用步行、騎自行車、跳躍、游泳等運動作爲骨骼的保健。

植物的美容功效

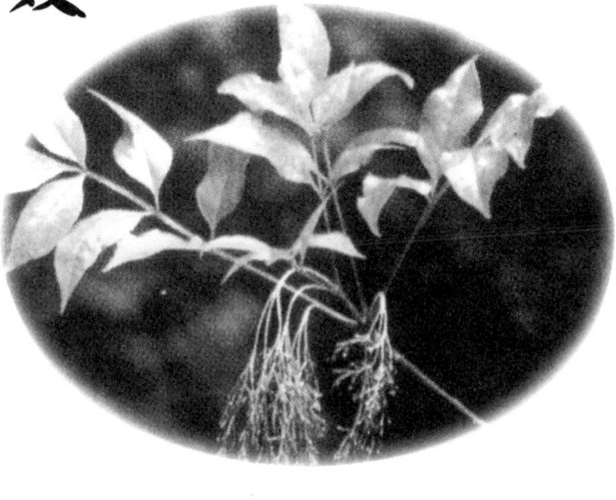

植物的美容功效

【檸檬——肌膚美白】

想起檸檬，立即滿口發酸，但思及它的清香又感到無比舒暢。

檸檬原產於華南及緬甸北部，而美國加州及義大利西西里也是著名的產地，其他亞熱帶、溫帶各地都有栽培。

檸檬的果皮含有檸檬油，主要成分爲草類和檸檬醛，與柑橘同屬酸性高、糖分少。

它的樹幹多刺，樹皮灰色，嫩稍紫色，葉尖呈卵形或菱形。花單生或數朵生成傘狀，花呈萼杯狀，淡黃綠色，甚是美麗。果實呈卵形，兩端尖，皮淡黃色。

檸檬一年到頭不斷開花結果，最好在成熟前採收，香味、酸味才不會減低。

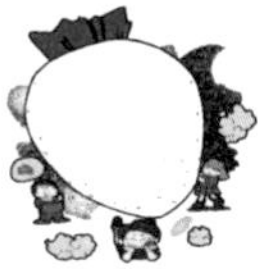

健康小秘方

食物是影響皮膚的重要因素，各種不同的維生素對人的皮膚有不同層面的影響，例如：維生素A能使皮膚健康，維生素B_2能防止皮膚發炎，礦物質的鈣能增強皮膚的抵抗力，而常聽見的維生素C是促使肌膚白皙的維生素。

在高度經濟發展的社會中，女性的活動空間不再局限於廚房，開放的社會提供女性更多的就業機會，女性不再是日日困坐愁城、蓬頭垢面的黃臉婆，工作的成就感給了她們昂首闊步的自信心，而對外在的美麗有了更多的要求，因此瓶瓶罐罐的保養品攻佔了整個梳妝臺。

女士們每天下班回家，無論多麼疲倦，她都要坐在梳妝臺前，一層層的卸妝，又一層層的塗上保養用品，才能安心的入睡。翌日起床上班，再塗上一層層的化妝品，直到她滿意了才踏出家門，如此周而復始的「爲悅己者容」，花了她大部分的休息時間。

由此可知，「美麗」對大多數女性來說是非常重要的事，然而許許多多的研究報告指出，警告愛美的女性，某某化妝品是有害肌膚的，某某美白劑會產生副作用，女人因此常常徘徊在「既期待又怕受傷害」的境地。

其實，愛美並不一定要從化妝品裏尋找效果，自然界也有許多植物是能使人美麗又不會受傷害的，例如檸檬；檸檬眞是一種可愛的植物，雖然酸得令人難以入口，令人牙齒發酸、打顫，但是用途卻大的驚人。烤條魚吃吃吧！腥臭令人退避三舍，滴上幾滴檸檬馬上不同，香味四溢；喝高麗菜汁防止高血壓，澀味卻令人不敢恭維，加上一些檸檬汁，澀味就沒有了。

而對於美膚而言，檸檬中的維生素C是最好的美白劑，使用檸檬製的敷臉劑，除了可以有效抑制製黑色素的生成外，也可以防治黑斑、雀斑。

將一顆檸檬去皮絞汁後，加些水和麵粉，調成泥狀塗敷在臉上，等敷面劑變乾後，澈底清除。洗淨後再使用鹼性化妝水收斂肌膚，擦些乳液來補給皮膚的養分。這樣的天然敷面劑，不僅可達到使肌膚美白的效果，更能減少人工漂白劑對皮膚的傷害。

用檸檬作美白劑，需特別留意檸檬的強酸，不可直接將檸檬切片貼於臉上，因爲漂白力過強會造成毛細孔的粗糙，嚴重時會引起皮膚發炎，皮膚過敏，或使斑疹部位留下黑斑；日晒過後，如需用檸檬漂白，需等灼燒感消退後，方可使用檸檬敷面劑，否則容易引起斑疹。

【荷蘭芹——消除雀斑】

荷蘭芹又名「西芫荽」或「番芫菜」，是芹科的葉菜，原產於地中海沿岸和非洲北部。西元前已有栽培，可謂歷史悠久。在古羅馬時期被用作香、辛料，也爲祭禮場合裝飾之用。

十七世紀，荷蘭芹傳入美國，如今已成爲西餐常用的調味及佐菜材料，還可以當作欣賞植物呢！

荷蘭芹性喜涼寒氣候，品種可分爲闊葉種、縮葉種及長根種，含豐富的維他命A、C及其他的多種維生素，它的療效除了有我們熟知的促進食慾、防止胃下垂之外，還可以消除雀斑。

美國電影中可愛的小童星，幾乎每個人在鼻頭上都有若干小雀斑，在鏡頭下看來，小雀斑非但沒有減少小童星的美感，反而增加了幾許頑皮可愛的感覺。然而這些雀點、黑點若長在東方女人的臉上，不但不會去欣賞它的俏皮，反而會千方百計的想除之而後快。

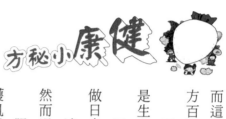

不知道爲什麼，西方人的皮膚總是比東方人來得粗糙，多數西方人的臉上總是生有雀斑，想來飲食和健康觀念的差異是影響因素之一。

西方人或許是生活在緯度較高的地方，日照不若亞洲充足，所以他們只要有做日光浴的機會，是絕對不會放棄的，而陽光正是黑斑、雀斑的主要生成原因。

適量的陽光照射能補充身體所需的維生素D，使人看起來健康、容光煥發。然而過分的曝晒於陽光下，會使肌膚受到無法恢復的破壞。

陽光中的紫外線能穿透細胞，使它們產生黑色素。黑色素的生成，原是要保護肌膚內層細胞不受破壞，但若紫外線照射過度，會使黑色素沉澱而生成小斑點，而且在受紫外線照射的同時，紫外線會放射出一種化學物質，穿透皮膚的內層，使血管膨脹，讓皮膚發紅、發腫，紅腫過後就會變黑脫皮。因此要擁有健康的肌膚，需盡量避免長時間的曝晒陽光下。

然而已經生成的雀斑該如何消除呢！有人藉用漂白液的功能使斑點消除，卻又擔心漂白液效能過強會損及肌膚，有人用含有維生素E、生膠質和胎盤精的面膜敷臉，使雀斑消失。這些方法對某些人或許有效，但並不是每一個都能放心大膽的使用，畢竟臉只有一張，毀了就「無顏見江東父老」了。

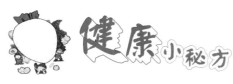

植物中的荷蘭芹對去除雀斑有很好的幫助。荷蘭芹富含礦物質鐵、鈣及維生素A、B、C、F，一般的食療皆著重在高血壓、動脈硬化、糖尿病等慢性病上，甚至是古代歐洲人公認的催情蔬菜，但其中它對增強肌膚活力的功效，是被美容專家認爲可幫助去除雀斑的。

因此下回若不放心使用人工漂白液消除雀斑的人，可嚐試使用無副作用的荷蘭芹菜。榨汁或是生吃皆可。

【包心菜橘汁——「戰痘」成功】

蔬果中最值得推介，也是一般公認對青春痘有療效的，便是包心菜汁與橘汁。

包心菜是營養價值非常高的蔬菜，含有各種維生素，礦物質及脫蛋白酶等酵素，因之不獨對各種慢性病有療效，更因其含有酵素，所以對便秘、胃腸的潰瘍、粉刺、膿皰、皮膚病等有助益。

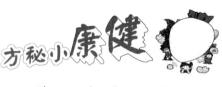

橘子的好處是說不盡的，其可利用的部分不僅在於果肉，連皮、籽、結絡都有其一定的功效，例如：陳皮可降氣，晒乾炒過的籽能治男士急性睪丸炎，結絡有化痰的功能。

因此兩種營養價值高的蔬果調製成的綜合汁，能刺激腸壁、使排便暢通，並改善皮膚的病症。

少年十五、二十時的青春情事裏，除了耽心考試、憧憬愛情、崇拜偶像外，另一件最令他（她）們煩惱的事，就是臉上冒出的青春痘。小時候紅咚咚又無瑕疵的臉蛋，在青春期的時候已不復見，反而是總在不經意間，發現臉上又長了一顆顆大大紅紅的的痘子。走在校園裏，彷彿所有同學的眼光都集中在那顆痘子上，眞恨不得即刻從衆人的目光中消失。

青春痘就是醫學上所稱的痤瘡，是青春期間最常具的一種毛囊皮脂慢性炎症

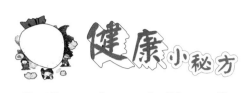

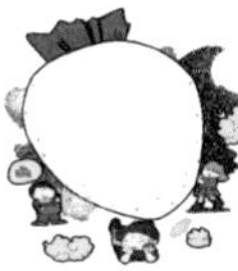

健康小秘方

病。之所以用青春痘名之，就是因爲它大多發生在一般人的青春期。

此一時期的少男、少女們正是荷爾蒙分泌的旺盛期，皮膚上的毛囊、皮脂腺也就因此特別發達，皮脂腺發達的結果，使得皮脂腺分泌過量，過多的皮脂阻塞了毛囊，也就形成了青春痘。

青春痘主要生長在身體皮脂腺發達的區域，如面部、胸部、背部及肩部，通常以黑頭粉刺、丘疹，膿瘡爲主。

要使長青春痘的情形獲得改善，就必須瞭解皮脂分泌過多的原因，因此如何調整體內的新陳代謝、保持身體的循環順暢，以減少青春痘的生成，是改善青春痘症最重要的兩件事。

與其說是兩件事，不如說是一體的兩面，這句話怎麼說呢？因爲使得皮脂腺分泌過盛和影響新陳代謝順暢的原因，皆與飲食和生活習慣有關。

現代人的飲食習慣已和過去大不相同，現代人因經濟能力好轉，就開始放棄過去粗茶淡飲的飲食習慣，取而代之的是攝取了過多的動物性脂肪及蛋白質，吃進肚裏的人工添加品或油炸物、奶油……等等促進了皮脂膜分泌皮脂，造成青春痘的生成。

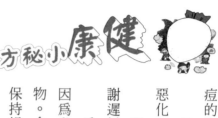

另外刺激性食物和酒也刺激微血管擴大，形成皮脂分泌過剩，加速青春痘的惡化。

現代人生活步調紊亂，爲了考試犧牲睡眠，長時期的熬夜，使得身體新陳代謝遲緩，細胞再生能力變差，損害的細胞沒有補充就容易引發皮膚的病變。

爲了改善上述兩項因素，飲食的攝取及選擇就變得十分重要了，簡而言之，因爲動物性脂肪引起皮脂分泌旺盛，就必須捨棄目前的飲食方式，改食清淡食物。食用清淡蔬果除了減少皮脂量的分泌，也因爲吸收適量的纖維，讓大便得以保持暢通，代謝功能的良好，使得身體健康，進而改善皮膚所發生的病變。

【包心菜汁、橘汁混合調製法】

一〇〇公克的包心菜，二〇〇公克的胡蘿蔔，加上五〇公克帶皮的橘子，一五〇公克的蘋果共同打汁。

强健身心的
中藥草

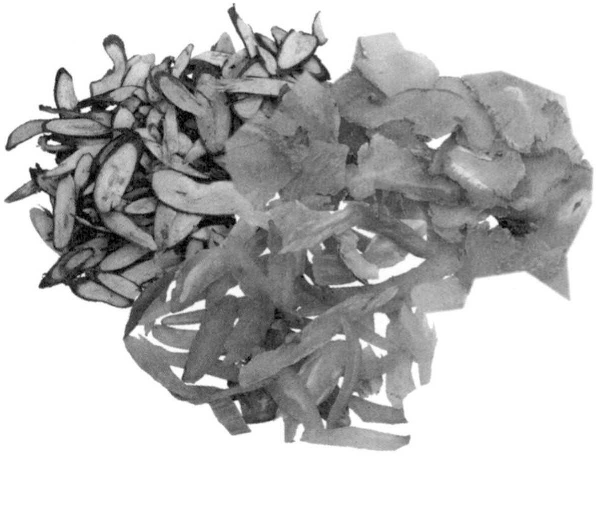

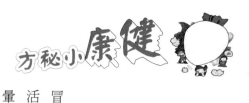

強健身心的中藥草

【中藥食療】

「人吃五穀雜糧，焉有不生病之理？」病是人生中常遇的痛苦之一，小至感冒發燒，大至罹患重症，隨時可向世界告別。這些大小病症經常困擾著人們的生活，既然不能避免，因此遇著了問題只好花心思去解決，總不能讓病給折磨的七暈八素吧？

中國古人的人生觀，大多受到儒家與道家的思想影響，這兩個學派對人生大事的註解有時看似分歧，有時又有些雷同，儒家思想在處世上是現實的，但它們依舊不否認自然的力量，而道家則是徹頭徹尾的相信自然的神奇。

所以中國的醫理和養生之道與自然永遠無法分開，在精神的療法上，它們相信「氣」對人體的影響，在實際的診療上，它們運用大自然動植物的特性來做爲治病的藥劑。

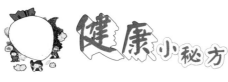

而西方的一切發展，都是依科學爲基石，不論是理論的發現，或是實務的運用，都依照著大膽假設，小心求證的步驟來走，於是實驗是科學研究中不可缺少的過程。

中藥的醫理是一種靠經驗而代代相傳的醫術，而西方的醫術則是靠實驗室裏反覆的求證而來。科學家要發明一種藥、一種治劑，總是在實驗室裏用白老鼠來作試驗，直到將誤失率降到最低值，才移用在人身上。

或許吧！人類畢竟不是白老鼠，或其它被拿來實驗的動物，有時某些藥物雖然已通過實驗的證明，但人們仍怕副作用的產生，怕藥物合成的過程中出現問題，怕自己變成實驗室裏的白老鼠，於是，人們在放棄西醫的療法，轉而追求中醫的大自然養生之道。

這樣的說法，並不是否定了西醫的價值，只是這過度人工化的社會，讓人產生了太多的疑問，爲什麼癌細胞無法消滅？爲什麼愛滋病無法控制？爲什麼吃排卵藥會使人得卵巢癌？

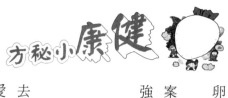

太多的問題，使得徬徨無助的人，想從孕育他們的自然母親那裏，尋求答案，中藥食膳也因此被再度重視。現在，我們介紹一些療效不錯的食膳供您治疾強身。

【淫羊藿——壯陽補腎】

淫羊藿是一味中藥草，許多人或許不懂中醫醫理，但卻知道要買這味草藥回去，燉個湯或煮個火鍋什麼的，因爲市井皆知淫羊藿能壯陽、補腎，是男人的最愛。而除了強化精力外，淫羊藿與肝臟中的維生素A結合，可增強腦的活動力。

有個傳說中的故事是有關「淫羊藿」的——在很久以前，四川的牧羊人趕羊去吃草，牧羊人反正是「放羊吃草」，並未特別留意羊吃的是哪一種草，只是在羊發情的時期，發現羊一日可交配數次，經過仔細觀察，原來羊以藿草爲食，藿草有壯陽催情之功效，故他們稱這種能讓羊大展神力的藿草爲「淫羊藿」。

在對淫羊藿成分的分析中，研究人員發現，除了淫羊藿素、黃酮、生物鹼等各種的元素使得神經興奮，精液能有良好的分泌作用外，成分中所含微量元素錳，是一種關係性功能和生育功能的元素。

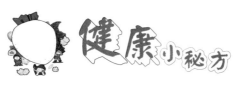

人體內錳的含量會隨著年齡的增長而消退，換言之，年紀愈大，性功能就愈差，因此爲了「回春」，就得補充錳元素。淫羊藿就因此被認爲具有壯陽催情的功能。

中國醫學裏自不例外的，對「壯陽」一事有許多的研究，而歷代最爲中醫所推崇的補腎壯陽即爲淫羊藿藥草，在傳統醫學的臨床上，淫羊藿通常被用來醫治陽痿、腰膝無力等病症，而於其它疾病上的表現，則是廣泛用於婦女更年綜合症及神經衰弱等病狀。

性生活是夫妻生活中非常重要的一部分，自天地陰陽化生以來，「性」就成爲男女溝通的另一種語言。也不知道是不是男權至上的心態影響，不論男女，皆對男人在性事上的表現有所要求，因此有人汲汲求壯陽之方，希望藉性的威猛，告訴性伴侶「誰是主事者」，君不聞媒體賣春藥的廣告詞裏，總是說「男人的

『健康』，是女人的幸福」嗎？爲此我們提供您幾種壯陽補腎的食膳：

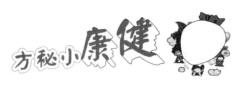

【淫羊藿健康小偏方】

◉淫羊藿泡酒

材　料：酒（白蘭地、威士忌皆可），淫羊藿。

方　法：①用一斤的酒浸泡一兩的淫羊藿。

②浸上一個月即可飲用。

③每日飲三湯匙是適當的分量。

【淫羊藿火鍋】

材　料：豬肝四兩，豆腐數塊，白菜（或其它蔬菜皆可），粉絲或粉條若干，海帶四兩，柑橘類一個，淫羊藿藥草10公分。

調味料：醋、酒、辣椒。

作　法：①淫羊藿以二碗水煎成一碗水，濾汁備用。

②將各項材料洗淨，豬肝切片，以酒浸泡之，半小時後用水川燙去除腥氣；海帶煮好備用；豆腐切塊，粉絲以熱水泡開備用。

③橘類（柚子亦可）連皮榨汁做爲調味調。

④似平常火鍋做法，以白菜墊底，再放上煮好的海帶，加入淫羊藿汁；待水沸後，可陸續加入豆腐、豬肝等材料，紛絲最後再放入。而後倒入調味劑、橘汁、醋及少許醬油等即成。

【肉蓯蓉——久婚不孕】

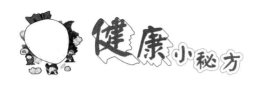

肉蓯蓉這味藥草，在早期是被當做食用的蔬菜，中國西北方的人常用它來切片炒肉或煮湯，而後就像許多其它的中藥一樣，久食知其性，而漸漸的成爲中醫

的藥材。

根據中醫的經驗，肉蓯蓉有補腎、益精、潤燥、滑腸等功效，而現代醫學亦證實肉蓯蓉所含的列當素、生物鹼，有治療男性陽萎、女性不孕的功效，對腎虧、腰膝無力有很好的療效。

肉蓯蓉的「蓯」字，唸做ㄒㄧˇ，是生長在中國西北沙漠地的一種植物，外形滾圓，肉厚多汁，沒有枝葉，只有莖身，爲鱗片狀葉所包裹，是一種附著在其它植物根莖的寄生植物。每年三月是砍收季節，食用時，去鱗狀葉，以酒洗去黑汁，可切薄片熱炒，西北人常與羊肉合煮粥，據說可治敗精之症。

久婚不孕對生活在大都市的女性而言，並不是新鮮的名詞，尤其是工商社會的婦女，或許是過於忙碌，抑或是工作壓力過大，環境變遷，總之，不孕的婦女是愈來愈多了。

而最令人感到氣悶的是，大多數不孕夫婦在經過醫生的檢查後，並沒有如：男人的射精障礙症、精蟲量少，或女人的卵巢不能排卵、輸卵管阻塞等具體的病症，但就是沒有受孕，因此在不甘心放棄希望的心態下，許許多多的不孕夫婦，

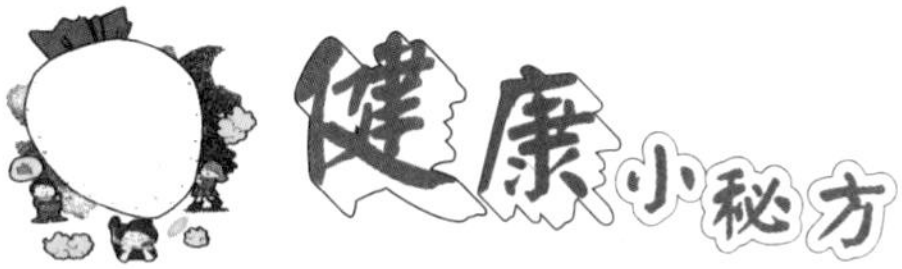

開始尋求藥草偏方的幫助。肉蓯蓉正好可以爲您解決這個問題。

【肉蓯蓉健康小偏方】

◉肉蓯蓉湯

材　料：豆豉、味噌適量，蘿蔔一條，芋頭一個，豆腐兩塊，肉蓯蓉二兩（約75公克）。

作　法：①用六碗水煎肉蓯蓉，約一小時後，剩四碗水之量即關火，濾渣後，藥汁內加些小魚乾煮湯。

②蘿蔔切絲，芋頭切小塊，豆腐切小塊備用。

③在肉蓯蓉湯內加入碾碎的豆豉及味噌，攪開後以大火煮開。

④湯開後加入蘿蔔、芋頭，待蘿蔔、芋頭稍爛時始放入豆腐，大火滾煮，直待各項材料皆熟即成，若湯過鹹，可加水稀釋。

◉肉蓯蓉丸

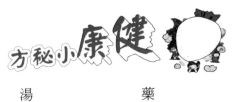

肉蓯蓉配伍蛇床子、遠志、菟絲子、杜仲、巴戟、製附子、防風、五味子等藥草碾碎，搓成藥丸，服之。對腎虧、腰膝無力者有效。

【銀耳——滋陰潤肺】

炎夏盛暑，揮不去的熱，令人覺得煩燥不堪，此時若能喝上一碗銀耳蓮子湯，不獨可以迅速去火氣，且可和血養榮甘，補腦潤肺。

銀耳，一個清脆的名字，子實體，狀似雞冠，色白如銀，故以銀耳名之，一般民間稱它爲白木耳，古時候叫它桑耳、桑蛾。

大部分的菌類植物幾乎皆與樹木共生，有時可在樹幹上見到黑黑的、狀似木耳的東西，有時又見到顏色鮮艷的花菇。而銀耳大部分是與栓皮櫟、麻櫟、枹等枯樹共生，人工栽培則以楓楊、法國梧桐爲多。

【銀耳健康小偏方】

銀耳在中藥上是以子實體入藥，主治虛勞咳嗽、痰中帶血、大便乾結、高血壓、血管硬化和月經過多等症。銀耳與不同的藥草合併使用，即產生不同的治療效果，如：銀耳燉紅棗對頭暈、心悸有療效；銀耳與菠菜共煮可以生津止渴，改善糖尿病患者口渴、便秘的現象。

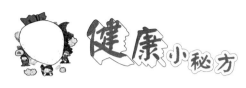

銀耳尚有一個功能是婦女朋友的最愛，那就是它有潤膚的功效。女人隨著年齡的增加，皮膚漸漸鬆弛失去彈性和光澤，看著起皺紋的臉，就好像在讀一首逝去的青春悲歌。

而女人傷心的最大原因，是因爲年紀大，皮膚下層組織的膠質老化，失去了彈性，所以留意補充膠質，是延緩皮膚起皺紋的首要工作。銀耳富含膠質，正是防止肌膚老化最好的天然植物，並且它的通便效果是保護肌膚光潤的重要條件之一。

◉銀耳紅棗蓮子湯

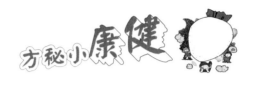

材　料：銀耳六公克，紅棗十枚，蓮子十顆，冰糖適量。

作　法：①銀耳發泡，蓮子去胚芽。

②紅棗洗淨，與銀耳、蓮子、冰糖共置碗中，燉一小時即成。

③晨起空腹服之，可養血潤燥，治便秘。

◉銀耳燉梨

材　料：銀耳六公克，雪梨一個，冰糖適量。

方　法：①銀耳發泡，雪梨去皮、去核，切片備用。

②先將銀耳燉至濃稠狀，再放下切片的雪梨，加入冰糖共煮，待梨化熟即可食用。

③銀耳燉梨可滋陰清肺、治虛勞久咳。

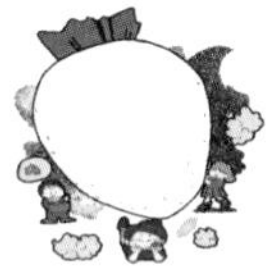

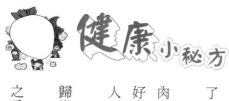

健康小秘方

【當歸——婦女保健良方】

常聽一些婦女們聚在一起談論著「自從生下大兒子後，每次蹲下去再起來，總是天施地轉。」或者是「孩子陸續生了後，常常腰酸背痛，有時一個姿勢久了，腰都直不起來了。」類似以上的談話，在已婚婦女間是個常態性的話題。

而對於未婚少女來說，每月「好朋友」的報到，不僅有精神上的困擾，更有肉體上的不舒適。於是有經驗的老人都會建議後生小輩吃點當歸，她們對當歸的好處，也許說不出個所以然，但是她們都知道，當歸可以調經補血。體質羸弱的人，可用當歸補身。《本草綱目》亦證明「當歸調血爲女人要藥」。

當歸古名山蘄、文無，爲中國人食用二千多年的藥草，古之宕昌以甘草、當歸進貢，天朝人視其爲珍品（宕昌即今中國大陸岷縣一帶。）

當歸的品種相當多，在中國以甘肅、陝西、四川等地區產的當歸爲上品，稱之爲西歸；而雲貴地區產的當歸稱爲雲歸，品質亦佳。而當歸在販售時通常以全隻當歸、當歸頭、當歸片及當歸尾做爲區分商品的方式。

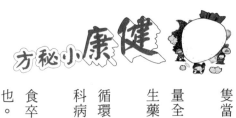

研究報告指出，當歸是一種具有人體所需氨基酸的植物，而其二十多種的微量全屬元素，及維生素B_{12}、維生素A、維生素E使當歸成爲中國人喜食的滋補養生藥材。

此味藥材除對女人子宮有明顯作用外，對人體物質之代謝、內分泌的均衡和循環系統有一定的影響程度，因此中醫喜用其於補血、活血、調經止痛等各種婦科病症。外用上有活血之功，故也用於治跌打損傷。

《本草綱目》中，李時珍對當歸之名如是說：「當歸治妊婦產後惡血上沖，食卒取效。氣血皆亂者，服之即定。能使氣血各有所歸，恐當歸之名必由此出也。」

在民間的穿鑿附會裏，說了一個淒美的愛情故事——

在古代，荒煙蔓草的大山裏，住了一對不問世事的夫婦，做丈夫的除了耕田犁地，有時也進山採藥。一日，丈夫又進山裏去採藥草，妻子在家，等著等著，時間都已經晚了，尚不見採藥的丈夫回來，她想，也許丈夫採藥走遠了，明天就會回來。

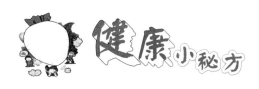

然而這位丈夫卻是一去經年，妻子每日倚閭，望穿秋水，只是雲深不知處。憂傷之餘，遂疾病纏身。待丈夫返抵家門，嬌妻已是奄奄一息，於是丈夫便煎起藥草，妻子飲用藥汁後，精神竟漸好、病痛亦消除，後來，人們便把此味藥草名之爲當歸。

女性朋友，若您也有上述等不適應症，不妨試試當歸食膳，改善體質。

【當歸健康小偏方】

◉當歸咖哩飯

材　料：當歸三錢，馬鈴薯一個，胡蘿蔔半根，雞肉數塊，洋蔥適量，咖哩粉。

調味品：酒。

作　法：①當歸三錢，以二碗水煎之，待剩一碗水時即離火備用。
②馬鈴薯去皮、滾刀切塊，胡蘿蔔洗淨、滾刀切塊，洋蔥切碎。
③馬鈴薯、胡蘿蔔放置熱油中，炸成金黃色備用，雞肉以水川燙後備用。
④起油鍋爆香洋蔥，倒下馬鈴薯、胡蘿蔔塊翻炒，並加入咖哩塊（或粉），同時加入適量的水，待咖哩溶化、香氣溢出時，倒下雞塊、當歸湯汁（含渣）共同熬煮，待雞肉熟時即可以湯汁拌飯食用。

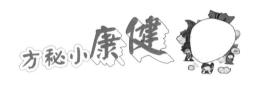

【婦科名方——四物】

當歸、川芎、白芍、熟地黃爲治婦女補而不滯、養血調經之名方，女子每於月事畢，可服之。

健康小秘方

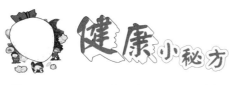

【人參—安神明目，大補元氣】

中國傳統醫學與養生之道自古互爲表裡，從神農嚐百草開始，中國人與草藥的關係，即息息相關。中醫對生、老、病、死的斷定，除了有三魂七魄，靈、精、氣、神的觀念外，另外就是借用天然藥草、針灸、氣功等特別的醫療技術，來改善病人的病狀，不似現代人所熟悉的西醫療法，來搶救生命。

因此中國人以藥草治病，不獨指某種疾病，尚包括所謂的元氣，換言之，固本保元亦是中國醫理之一環。而最爲中國人所熟知且善用的固本保元植物即是人參，《神農百草經》裏說：「人參，味甘，微寒，主補五臟、安精神、安魂魄、止驚悸、除邪氣、明目開心益智，久服輕身延耳。」由神農百草經書的描述裡，人參幾乎成爲中國人治百病的泉源。

中國人從什麼時候發現人參，並懂得食用人參、藥用人參，沒有特別的考據，但《神農百草經》是漢代的書，那麼就表示早在二千多年的中國漢朝，便已經知道人參的好處。

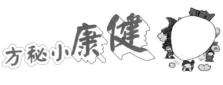

現代醫學分析亦證實人參含有維生素、有機酸及氨基酸類等等營養素，其可用部分，除了主根外，餘之葉、鬚、根、莖、芽、花蕾、果肉、種子等部分亦含有有效的營養元素。

值得一提的是人參葉，許多人感冒喉嚨痛、聲音沙啞，都喜歡以人參葉煮冰糖當茶飲，這種五加科植物的葉，也確實有「煎湯治風火牙痛，清涼降火之功。」

提到長白山，許多人頭一個想到的當是東北三寶——人參、貂皮、烏拉草，三寶中的人參，更是倍受推崇的中藥材。

在中國的東北長白山一帶，人參除了有藥用的價值外，幾乎已經是一種神化的植物，民間傳說記載：「人參有頭、足、手，面目如人。」由於相傳人參是個活靈神現的小人。採參人每每在找到參後，就唸咒驅邪，用一條兩端繫有古銅錢的紅繩，把人參莖綁在木棍上，原因就是人參機靈的很、敏感的緊，採參人只要一個不留神，它就會乘機溜掉。

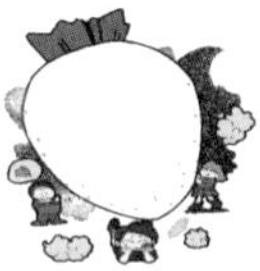

健康小秘方

鄉野傳奇原是人們茶餘飯後的暇想，信者對人參崇敬珍視，聽者邈邈的人則微哂之。其實人參是標準的五加科植物，除了中國東北生產外，古名高麗的韓國，亦以生產高麗人參聞名於世，食用人參的國家不僅限於亞洲地區，近年來，歐洲、美洲人也都漸漸明瞭人參的高貴價值。

【人參健康小偏方】

◎人參魚湯

材　料：魚頭一個，人參（或參鬚皆可），柚子。

作　法：①魚頭洗淨，從嘴唇處一剖爲二，再切成小塊。

②魚塊用鹽醃30分鐘後，用沸水川燙，再放入冰水中洗去血塊。

③人參切片，用三碗水煎成一碗水，過濾出人參汁。

④將人參汁倒入放有魚頭的鍋中，加入適量的水一起煮約15分鐘，

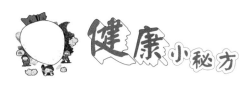

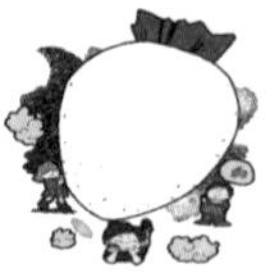

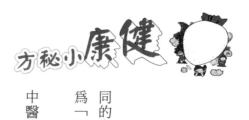

即成爲營養好喝的人參魚湯。

【枸杞——補腎益肝明目】

枸杞又名仙人杖、枸忌等，但因食用歷史長久及地區廣泛，因之又有許多不同的名稱，有依其子外形美麗，而叫它做「紅耳墜」，有依其明目功能而直呼其爲「明目子」，無論如何稱呼，中國人對枸杞的信任，早已超過其它中藥。

通常能補腎強肝、明目健腦的藥草，都被中醫列爲滋補的藥草，而枸杞正是中醫師最常配用的中藥。

依科學的分析，枸杞子是一種含有胡蘿蔔素、核黃素、鈣、磷、鐵的營養植物，而中醫認爲枸杞子性味甘平，有補肝益腎、潤肺補虛、益精明目等功能，適合用於一般保健養生。

枸杞的利用通常分爲枸杞子、枸杞葉、枸杞根，中藥裡視症狀的不同而分別使用。

枸杞在中國的流行究竟有多久，已不可考，因爲在古藉《詩經》上，就已經提及枸杞，而《詩經》又是爲我國歷史最早的經書，因此推斷，中國人食用枸杞，是在《詩經》著成前，就有一段非常悠遠的歷史。

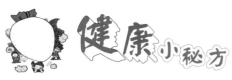

【枸杞健康小偏方】

◉五子衍宗丸

枸杞子八兩、菟絲子八兩，覆子五兩，五味子一兩，車前子二兩，混合研細製丸，每服三錢，日服三次。

主　治：腎虛遺精，陽痿早泄，精冷不育。

【茯苓——調和脾胃、鎮定心神】

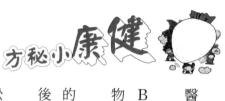

健康小秘方

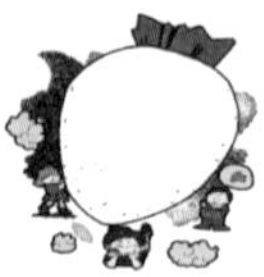

茯苓在藥膳的歸類上，多用於保健強身，是中醫師常開的保健養生處方。中醫認爲茯苓性味甘、淡、平，食之能調和脾胃，鎮定心神。

現在醫學對茯苓的分析，是含有卵磷脂、蛋白質、樹膠及B茯苓聚糖，其中B茯苓聚糖有增強人體免疫功能的植物多糖類物質，因此是保健的最好中藥植物。不獨民間以茯苓食補，封建皇朝時代，茯苓亦是宮廷御膳的滋補食物。

茯苓是多孔菌的乾燥菌核，通常寄生於山林的松根上，一般在松樹砍伐過後的三、五年內，茯苓會寄生在松根上。這些從地底長出的菌核，經過乾燥處理後，即成爲常見的藥用植物茯苓。

茯苓又被稱作雲苓、松薯、松茯，叫雲苓是因爲雲南盛產茯苓，至於松薯、松茯的稱呼，則因其寄生於松根上而得名。因此當您感到脾胃不適、心神不寧，何妨來一道茯苓爲主的食膳。

【茯苓健康小偏方】

◉茯苓鹹粥

材　料：茯苓十分，豬肝數片，豬肉絲若干，木耳、青碗豆、香菇、蔥、白米適量。

調味品：酒、鹽、醬油。

作　法：①茯苓以水泡約一小時，取出搗成粉末。

②豬肝用酒浸20分鐘，再以沸水川燙之。木耳、香菇切絲。

③起油鍋爆香蔥段，放下豬肉絲翻炒數下，再加入木耳、香菇、青碗豆、茯苓粉末同炒，接著放入高湯滾煮。

④水沸後，加入白米，及適量的鹽酒一起熬粥，米爛後，快要起鍋時加入豬肝即成。

◉治婦女病諸症的逍遙散

主　治：因飲食生冷所致之生寒乍熱，五心煩燥、口乾舌燥、面色黃青等婦女病症。

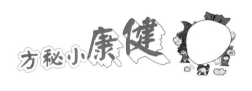

方　子：當歸三錢，白芍二錢，茯苓二錢，柴胡一錢，白朮半錢，條芩一錢，薄荷一錢，地骨一錢，天花七分，石連半錢，水二碗，煎八分，渣水二碗煎六分。

◉治肝炎方

方　子：白芍、白朮、茯苓、黃芪、甘草、白扁豆各二錢。加紅棗二枚、生薑五片，以兩碗水煎成一碗，渣水兩碗煎八分，早晚各服一次。

【何首烏——改善髮質】

自古紅顏怕白髮，然而何嘗是紅顏怕遲暮，就連英雄也懼怕白髮蒼蒼。正人類不服輸的心理，總希望自己能「回天」，能實踐「人定勝天」的願望，於是有秦始皇求長生不老藥之說，有尋「世界之最」偏方的人，期望戰勝自然，不僅僅

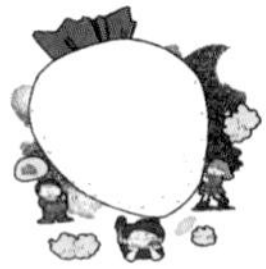

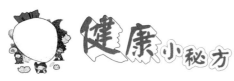

健康小秘方

要戰勝自然的循環，還希望能消除一切衰老的表徵。沒有花白的頭髮，沒有痀瘻的身軀，有的只是無盡的青春與生命。

何首烏就是在這種情況下被發現的藥草，《本草綱目》說：「氣溫味苦澀，苦補腎，溫補肝，能收斂精氣，所以能養血益肝，固精補腎，健筋骨，烏髭髮」。古代醫生常用此味藥材治肝腎陰虧、髮鬚早白。現代中醫更用其來治慢性肝炎、動脈硬化諸症。

據傳說，古時有個何老頭，年逾花甲尚未娶媳婦，原因是自小體弱多病，村裡的姑娘家沒一個願意嫁給他。傷心的何老頭因此也就對娶媳婦的事死了心。

有一天，何老頭採集野菜，不小心採到一種葉如心臟，根如芋，開著小白花的植物，回得家來，吃了這種植物。日子久了，何老頭某日突然發覺到自己的頭髮，不知什麼時候由花白轉爲烏黑，身上也沒有那麼多的病，而且精神非常好。於是村裡的姑娘看了喜歡，何老頭也就娶妻生子了。結果他的家人都活到百歲以上，因此人們因此藥草能延年益壽、變白髮爲黑髮之由，將藥草取名爲「何首烏」。

現代醫學對何首烏的分析發現，何首烏最有魅力的地方，是具有豐富的卵磷脂。說到卵磷脂丸，現代人對它可不陌生，自從研究發現，大豆中提煉出來的卵磷脂，具有滋補中樞神經系統的功效，吃卵磷脂就成爲營養食品中最流行的一種

患糖尿病的人說，吃了卵磷脂能降低血糖；患心臟病的人說，吃了有強心的作用；甚至有人把卵磷脂當作「回春」的藥。在衆人的企盼下，何首烏被發現含豐富的卵磷脂，因此它滋補健身的效能，再度爲人們所重視。

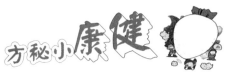

【何首烏健康小偏方】

◉何首烏魚湯

材　料：鯉魚一條，味噌少許、花椒，辣椒少許，何首烏二錢。

作　法：①何首烏以兩碗水，小火煎一小時成一碗，過濾汁液備用。

②魚洗淨，切成適當大小數塊。鍋內放適量的水，將味噌放入，待

湯滾沸後放入魚塊。

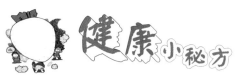

③小火熬魚塊至魚骨煮軟時，即加入何首烏汁，待水再煮開時即關火，再加入花椒粉及辣椒即成。

【杜仲——健腰腎】

中國人一向有「吃腰補腰、吃腎補腎」，甚至「吃腦可補腦」的說法，於是坐月子的婦人因生產大傷元氣，所以一定要吃幾付豬腰子、豬肝，以便能補回所失元氣。

然而吃豬腰眞有補腰的功能嗎？《本草綱目》說「豬腎性寒、不能補命門精氣，方藥所用，借其引導而已。」原來豬腰對中醫來說只是個藥引子，補腰之說，乃在於所配之藥草，而此味藥草即爲杜仲。

杜仲味甘性溫，入肝腎二經，有壯陽道、補肝腎、強筋骨、健腰膝、安胎氣、降血壓等功用，加上豬腰本身能利水、治身面淨腫，故一般，皆以豬腰配杜

仲熬湯喝。唯因豬腰性寒，且實際對腰痛腎虛有療效的是藥草杜仲，因此在煮豬腰杜仲湯時，可多放杜仲，少放豬腰

「杜仲」名字的由來，是由最先發現杜仲藥草的是一位名叫「杜仲」的人，因此有人爲了紀念他，就直接用其名爲藥草名。也有些人因此味藥草纖維極多，故又稱之爲「絲連皮」。

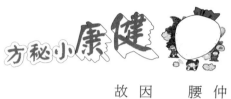

【杜仲健康小偏方】

◉杜仲蘿蔔煮魚湯

材　料：杜仲二錢，魚一條，蘿蔔一條，味噌少許，豆腐一塊。

作　法：①杜仲以二碗水，微火煎成一碗水，濾汁備用。

②魚洗淨，切成數小塊，蘿蔔切絲，豆腐切小塊。

③鍋中放水，先將味噌放入，使其散開，接著放下魚塊，以大火煮

之。

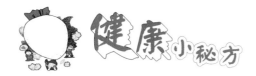

④待水沸時，倒入蘿蔔絲和豆腐，並調味、放鹽，加入杜仲汁。

⑤蓋上鍋蓋熬煮10分鐘，待各項材料皆熟時，即可關火食用。

惡性腫瘤食膳

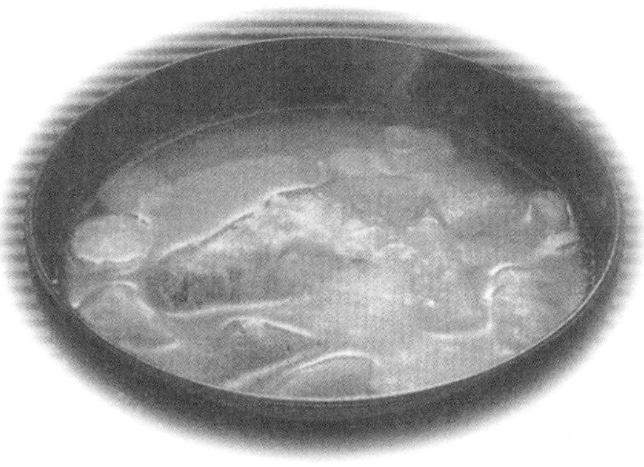

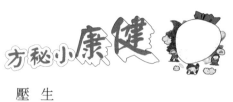

惡性腫瘤食膳

【雞里肌燉參竹——強心昇壓、養胃生津】

罹患癌症的病人在中醫的看法上，通常是氣陰兩虛，尤其是患病末期，因對生死未卜的恐懼，病患常覺得心悸、心煩，而中藥中的玉竹、黨參便有強心昇壓、養胃生津的作用。

人參對身體的滋補功能是大家所熟悉的，對於人參調理身體的方法，即使不是醫生，也能多所瞭解。而中藥中的黨參與人參有相似的功能，但不及人參強烈，一般人用黨參皆因人參價格較高，故以較便宜的黨參代替。

黨參爲桔梗科植物，因其主要產地在山西境內的上黨，故以黨參簡稱之。黨參性味甘、平，有補中益氣、健脾生津之效。現代醫學分析，黨參有興奮神經系統、增強肌體的免疫力，同時能增加紅血球和紅蛋白，降低血壓。因此黨參在食療藥膳中，用之通常能補氣養血、潤肺生津。

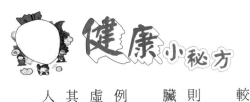

玉竹是一味功能與沙參、黃精近似的中藥，它長在地裡時，外形與黃精極爲相似，但製成商品時，則有顯著區別，一般市場所見之黃精顏色較黑，而玉竹則較潔白。

《本草經疏》對玉竹有很高的評價，其謂「萎蕤（即玉竹）詳味諸家所主，則知其性本醇良，氣味和緩，故可長資其利，用而不窮。正如斯藥之能補益五臟，滋養氣血，根本既治，餘疾自除。」

在藥膳中，玉竹通常用來減低其它配料的溫燥性質，進而達到滋補的目的，例如玉竹常用來燉補羊肉或雞肉等動物性肉類，而這些肉類恰屬溫補食物，對於虛火較盛的人不宜，故在燉補時需加些玉竹。在以玉竹調理藥膳時，需特別留意其強心昇壓作用。玉竹成份中的強心配糖體容易使血壓升高，故僅適合低血壓的人食用。

◎參竹燉雞里肌

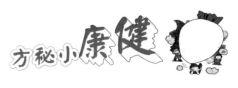

材　料：黨參十克，玉竹十五克，雞里肌肉一塊（約一兩）。

作　法：①雞里肌洗淨，以沸水川燙後，取出備用。

②將川燙過的雞里肌放置燉鍋中，加入黨參、玉竹及二碗水，放入電鍋中，電鍋外鍋加四分之一杯水，煮至開關跳起即可食用。

【銀耳蓮子龍眼湯——安定心神】

銀耳的食療特性是大家所熟悉的，除了滋陰潤肺外，對於虛熱、渴、便秘有很好的改善作用，龍眼則有安神養心之效，蓮子則有健腸胃、通便的功用，因此以此三種食品，加上中藥的百合做成的潤肺止咳甜點，是癌症化學治療病人的好點心。

癌症的可怕就在於它的「不定」，所謂不定，就是不特定發生在某一個年齡層，因此許多人都是在「突然」的情況下接受罹患癌症的事實，這種不特定性質的疾病，讓人時時活在恐懼之中，總是覺得不知道什麼時候身體裏面會長出一個腫瘤，什麼時候在尚未享受青春時，就悄悄的離世。於是有悲觀性格的人就開始揮霍青春、放縱生命，但卻又揮不去癌症的陰影。

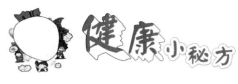

被證實罹患癌症的人，心中的矛盾、煩燥更是使自己在僅剩下的日子裏，終日惴惴不安，一下子覺得自己是被上天遺棄的子民，一下子又誓言要好好的過完剩下的日子，耽心心愛的貓沒人照顧，哀怨自己尚未體會生命。

這些總總複雜的心緒，通常讓罹患癌症的病人心煩氣燥，加上化學放射線的治療常使人有噁心、嘔吐、便秘、口乾等不舒服的現象，因此，佐以中藥食膳特性，讓癌症病人的日常生活不至於如此煩燥，不妨來一盅銀耳蓮子龍眼湯來安定心神。

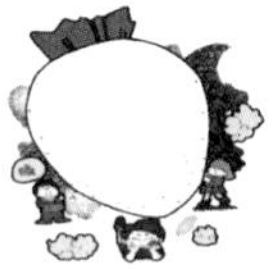

健康小秘方

【銀耳蓮子龍眼肉燉湯】

材　料：白木耳半兩，蓮子一兩，龍眼肉半兩，百合一兩。

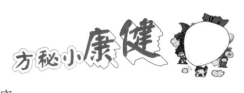

作　法：①白木耳洗淨發泡，蓮子去蒂、胚芽，百合洗淨，與蓮子同泡於清水中一夜。

②將前述材料放置鍋中，加入四杯水；電鍋外鍋加四分之一杯水，煮至開關跳起即可食用。

【川貝蜂蜜——促進食慾】

在促進食慾上，中藥的川貝提供了一些方法。川貝在日常的運用上，多作化痰之用，古籍云：「貝母，味苦能下降，微幸能散鬱，氣味俱清，故用入心肺、主要鬱疾、虛疾，熱痰及疾中帶血、虛勞咳嗽、胸膈逆氣、煩渴熱甚、此導熱下行，痰氣自利也。」

雖然一般人都將癌症列爲「絕症」，但它並不是全然沒有一點生機，有些癌症從發現到死亡之間，還可存活數年、甚至超過十年以上，因此罹患癌症後不必

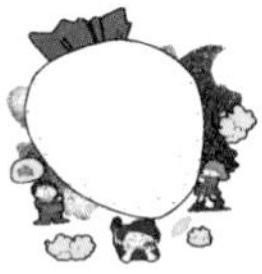

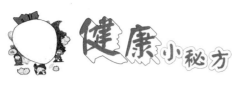

健康小秘方

抱持悲觀的態度，重要的是，努力配合醫生的治療使癌細胞不致迅速擴散。

根據專家們說，身體營養狀況良好，就是對抗癌症最好的方式，充足的營養，讓身體能承受各種治療的壓力，並可使得接受放射線治療、食用抗癌藥物的痛楚降至最低。

至於患者是否有營養不良的狀況則可從體重來觀察，因爲大多數癌症患者在癌症及治療的影響下，都會有體重減輕的問題，例如罹患肝癌或直腸癌的人，因進食會產生痛苦，使得病人不敢進食。另外有些癌症會產生毒素影響管食慾的神經，使得病人降低食慾。諸如此類的影響，皆能讓患者的體重直線下降。

要解決患者生理及心理對食物的感覺，進而能夠維持均衡的膳食，許多研究人員勤於研究消弭飲食的障礙，針對某些癌症所產生的特性，而改變病人的飲食習慣。

譬如有部分的癌症患者的味覺經常會改變，有時吃甜食會覺得苦，吃到苦的東西更覺得苦不堪言，因此爲了能使病人增加食慾，也許可把鹽分加重些，當然這必須是在不限鹽的狀況；而癌症患者抑鬱的心情，可靠改變餐具、飯前散步、或少量的酒來改變，方法不一而足，端視癌症患者的需要。

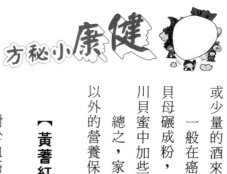

一般在癌症的食膳上，多用川貝調以蜂蜜作爲改善食慾不振的妙法：十克川貝母碾成粉，加上適量的蜂蜜燉服，可增加食慾，若久咳且有飽腹感的患者可在川貝蜜中加些麥門冬、玉竹、桑葉及厚朴等熬濃汁後，再放入鍋中燉煮。

總之，家有罹患癌症的人，家屬要多費心在食物的烹調上，以幫助化學治療以外的營養保健。

【黃蓍紅棗燉雞——補血良方】

對於血癌的病患，這一味黃蓍紅棗燉雞自是不可錯過。

黃蓍自古以來即是一味強壯藥，不但能強健虛弱體質、利尿、止盜汗，更能讓膚質光亮、有氣色。它有中國產及日本產兩種，用途相同，但經實驗，中國產的更甚日本產的黃蓍。

紅棗是大棗的一種，原產於中國華北，種類頗多，果實形狀大小均有。由於它能治療各個器官的衰弱，防止老化，健壯全身，常保青春活力，又不限男女老少，尤其適合中年以上的人服食，頗受中藥治病及食膳的喜愛。它還具有補血滋補的功效，對於血癌的患者不無小補。

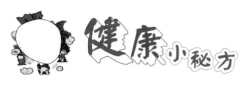

將黃蓍紅棗以雞燉湯，可以改善血癌病症所帶來的身體疼痛。

中國食補大致可分爲四個方向：補氣、養血、助陽、滋陰，其中血癌患者的病症，在中醫的眼中，需以補血的藥材來進行身體的調整，血虛者多屬色萎黃、唇舌色淡、爪甲蒼白、頭暈眼花、心悸亢進，這些現象就是一般西醫學中所謂的貧血、血液中的血色素，紅血球低於正常標準值。而癌症病人的情形中正常見血虛的現象，因之在中醫食療上則以補血之膳食作爲改善。

◉黃蓍紅棗燉雞

材　料：雞血藤三〇克，黃蓍十五克，紅棗十五克，雞腿一隻。

作　法：①雞腿以沸水川燙放入鍋中。

②紅棗洗淨去核，和雞血藤、黃蓍一併放入置有雞腿的鍋中，加水

以能蓋過各項材料爲準。

③電鍋外鍋加水一杯，並將燉煮之物放入電鍋中，按下開關待開關跳起時即成。

④此味藥膳有補血、促進血液循環順暢的功效，且能增加白血球數。

養生守則

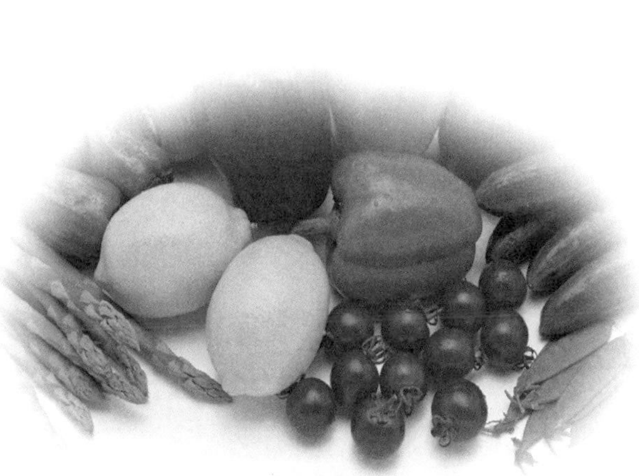

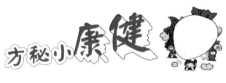

養生守則

中華民族在五千年淵遠流長的歲月中，我們的祖先發展一套有別於其它民族的宇宙觀，將人與天地結合，天地人所衍生出來的道，將自然現象中各自獨立的個體，變成一個環環相扣的循環體。

古聖教代「天人之學」，也就是現代人所稱的「生命科學」，是一種研究宇宙生命的現象和原理的學說，企圖探索宇宙生命的本體，從而解決生命中諸多不可理解的現象。

中國醫理認爲宇宙間自然的變化，是和人的生命現象相配合的，所以古時候的人說人體本身是一個小宇宙，它的變化就像自然界裏規律的周期性變化，自然界的天有十天干，地有十二地支，天干地支合成一個大宇宙系統，而人體的小宇宙即是配合大宇宙來運作。

中國古聖依天干地支相應於人體的十二經脈，發展出中醫學理，天地人所形

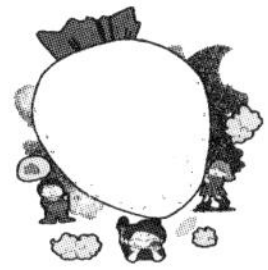

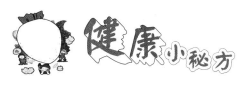

健康小秘方

成的道就是宇宙生命能量運作的節奏。十二經脈是宇宙陰陽能量本質，人類身體的結構配合道的運行和天地間的自然變化，而形成中醫的養生守則。

對中國人來說，生命的能量是一股氣，是一切生命的物質基礎，所以元氣的盛衰，決定人體的強與弱，因此「養氣」對中國人是很重要的，氣的修練能將宇宙之氣巧妙的攝入人體，與體內能量結合，而形成一種元氣，此氣使能內以養身，外以祛邪。

本單元將介紹別於食療的另一種養生之道，提供您健身之參考。

【養氣導引術】

若問中國人在五千年的歷史裏，誰活的最久、最長，大概百分之九十九的人會告訴你，中國的老壽星籛鏗是世上活的最久的人，籛鏗在乍聽下很陌生，但如果說他的另一個名字，大家便耳熟能詳了，那就是彭祖。

上古時代的傳說中，彭祖是顓頊帝的玄孫，軒轅黃帝的第八代傳人，曾受寺於大彭，也就是現在的江蘇徐州，因其養生有道，年高德劭故以彭祖名之。

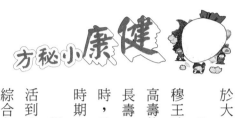

傳說中的彭祖善於養神治身，從唐堯時代舉用，歷經虞舜、夏禹、商湯至周穆王時代，共活了八百多歲，這雖然有點誇張的意味，但是他是春秋戰國以前最高壽的人，是毋庸置疑的。屈原在楚辭中曾對彭祖的長命作過探討，發現彭祖的長壽，除了有很好的養生觀外，對於飲食保健方面更是注意，彭祖為堯帝臣子時，曾親手做雞湯以敬堯帝，故彭祖亦以善烹調、講求營養著稱於世。春秋戰國時期，法家的荀子則特別推崇彭祖「以治氣養生」，號召人們向彭祖學習氣功。

對於彭祖長壽的研究，千百年沒有斷過，雖然人們並不奢望能如老壽星彭祖活到八百歲，但是能讓自己健健康康的活到自然的壽命界限，是人們所渴望的。綜合各家的看法，彭祖的養生觀大概有下列幾點：

1. **傷身：**憂愁悲哀傷人，寒暖失節傷人，喜樂過度傷人，憤怒不解傷人，遠思強記傷人，汲汲所願傷人，陰陽不順傷人。人的喜怒哀樂情感不得過度，七情六慾需盡量保持平穩，那麼自不會傷身、違害健康、縮短壽命。

2. **延年益壽之法：**冬溫夏涼、不失四時之和，美色淑姿，幽閒逸樂，不至思慾之惑；車服威儀，知足無求；八音五色，以悅視聽。

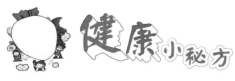

3.**養體保神**：「上士別床，中士異被。服藥百養，不如獨臥。」這是彭祖所提出愛惜精氣的方法。

4.**氣功防治疾病**：「閉氣內息，從旦至昃，危坐拭目，按摩全身，舐唇咽津，服氣數十。偶有不適，則閉氣以攻所患，運行體中以達指端，患即若失。」這是彭祖認爲每日該做的功課。

彭祖除了有上述的養生觀外，也發明了一些簡易的運動方法來實踐其養生觀，此即中國有名的《彭祖導引術》，其總論爲「凡十節，五十息，五通，二百五十息。欲爲之，常於夜至雞鳴，平日爲之，禁飽食，沐浴。」，而其詳細運動之法爲：

①凡解衣，仰臥伸腰，瞑少時，五息止。引腎氣、去消渴，利陰陽。

②挽兩足指，五息止（註①）。引腹中氣，去疝瘕，利九竅。

③仰兩足指，五息止。引腰脊痺，偏枯，令人耳聽。

④兩足相向，五息止。引心肺，去咳逆上氣。

⑤踵內相向，五息止。除五絡之氣，利腸胃，去邪胃。

⑥掩左脛，屈右膝，內壓之，五息止。引肺氣，去虛風，令人目明。

⑦張腳兩足指，五息止。令人不轉筋。

⑧仰臥，兩手牽膝置心上，五息止。癒腰痛。

⑨外轉兩足，十通止。治諸勞。

⑩解髮東向坐，握固不息一通（註②），舉手左右導引，以手掩兩耳，以指掐兩脈五通（註③）。令人明目，髮黑不白，治頭風。

註：①一呼一吸稱爲一息，每個動作練五遍即謂五息止。

②五息畢，稱一通。

③指掐兩脈即指壓顳脈。

【神祕的氣功——靜坐】

中華民族地大物博、人口衆多，在悠遠的歷史文化中，有許多千奇百怪的傳說，其中最令人感到玄妙的是所謂的特異功能，這種特異功能不僅僅是測心術之類的魔術玩意兒，還包含了所謂的氣功。

幾年前經常傳出中央最高領導人鄧小平逝世的消息，使人爲海峽兩岸今後的發展多所揣測，然而不久報上又說鄧小平並未死亡，其原因即是鄧小平於瀕死之際，爲數位大陸特異功能人士，共同發氣貫注病人之身，而將垂死之人由鬼門關領了回來。

世局詭譎，變幻莫測，非吾輩凡人所能洞悉而知其眞僞，但是氣功之名卻是信而有徵之事。早在夏商時期，長壽老者彭祖即說明氣功防治疾病的功能與方法，今人對氣功也努力研究，而認爲人的潛意識裏有能力引發「氣動」，這是人體中有自然的自癒能力，在需要時所自動發出的。

研究人員指出，坐辦公桌的人時常埋首案牘，有時坐久了會覺得腰酸背疼，疲憊不堪，此時，一般人通常會站起身子，伸伸懶腰，這種伸懶腰的動作，就是潛意識裏的「氣」指揮了肢體，很自然地去伸個懶腰，如此因久坐而使「氣、血」受阻的現象獲得紓解，精神也就放鬆多了。

潛意識人人都有，透過氣功的鍛鍊，可以將它激發出來，而使得潛意識能帶動氣去運動肢體。但是氣功並不是人人可鍛鍊成的，在練氣的過程中需要有持久力，三天打魚、兩天晒網是根本無法練成氣功的。

然而現代人生活忙碌，是否有時間與精力去練功，是否吃得了練功的苦呢？這些問題常使得有心練功的人，最後終至功敗垂成。

那麼現代生活忙碌的人，永遠無法用氣功來保持身體的健康嗎？那也不盡然，在追求練氣的過程中，靜坐是適合現代人修練的一種方式。

如果我們將身體「人格化」，猶如腦和四肢是奴僕，做主人的每天驅使奴僕去工作，使得奴僕疲累不堪，此時如不能適時的給予奴僕補充能源，那麼奴僕必會提早報銷。而這能源的補充指的就是修練。

靜坐是什麼呢？靜坐是一種由自己內心求起的修練方式。外在的紛亂，迷惑了人類的內心，似是而非的人生哲學，讓現代人無所適從，內心總是一片茫然，於是有人提倡學習佛家的禪坐，期望在靜坐中，使自己的內心空明寧靜。

人在靜坐時，眼睛閉起，眼光漸漸無視於現實世界的總總現象，取而代之的是在心靜入定時，所能感覺到的光，此種光能和宇宙的光互通，能和氣相通，能和道相通。

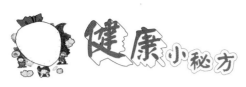

佛家的師父說，禪定修得好的人，雖然眼睛閉起，卻能見到心光大放光明，此心光即爲自性，在光合光、道合道與氣合氣的同時，進入太虛，這樣才能不生不滅，此即所謂天人合一；想想，天何其大，宇宙何其廣，自身的自性與天合一，當然不生不滅了，故而禪定修練久的人，縱使不求不生不滅，但至少可以不病不痛，維持健康。

【清心寡慾】

常聽老人言：「想常壽，清心寡慾。」而談及清心寡慾之說，你就必須對老莊學說有概略的認識。

老莊學說不僅用於改革社會，有些思想更爲中醫用來論述養生的觀點。中國最早有系統論述中醫學的經典著作——《黃帝內經》裏就有許多反映老子養生觀的地方。

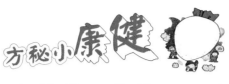

在老子的學說中，他最信服的就是自然，自然也就是老子常常論及的「道」。在《道德經》中說：「人法地地，法天天、法道道，法自然。」自然是道，道是宇宙的本性，宇宙萬物是由道體所產生的，然道的本身是一種「無狀之狀」、「無象之象」的東西，雖然無狀，無象，它卻是天地萬物的根源。

人類由宇宙混沌虛靜的道，逐漸演變成林林總總、錯綜複雜的世界，於是人類產生食慾、性慾、權力慾等各種的慾望。慾望愈來愈多，脫離了原始時代的飢思食、渴思飲的基本活常軌。而物慾過多，世間的禍福得失就看得非常重，於是在人的精神上形成了負擔，而影響到健康。

因此，在老子的自然無爲說下，主張人只有恬淡寡慾，才能在精神上得到解放。於是乎老子勸人要克制過分的慾望，才不致損害健康。

在《黃帝內經》中把人與自然看成是統一的整體，因此認爲養生延年必須取法於自然界的陰陽變化規律，例如「春防風，夏防暑，又防因著取涼而致感寒。長夏防濕，秋防燥，冬防寒，更防非節暖而致冬溫。」

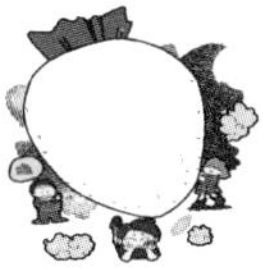

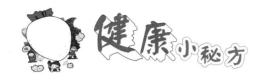

健康小秘方

於是乎，傳統中國醫學歸納出一種養生守則，即適應自然界寒暑往來的陰陽變化規律，調合各種養生方法，對於四時不正之氣，必須適時加以迴避和防患。而在養生之道上，則需注重道德修養，少私慾，去貪心，知足常樂，這些正是長壽者的秘訣。

健康法則・如是說

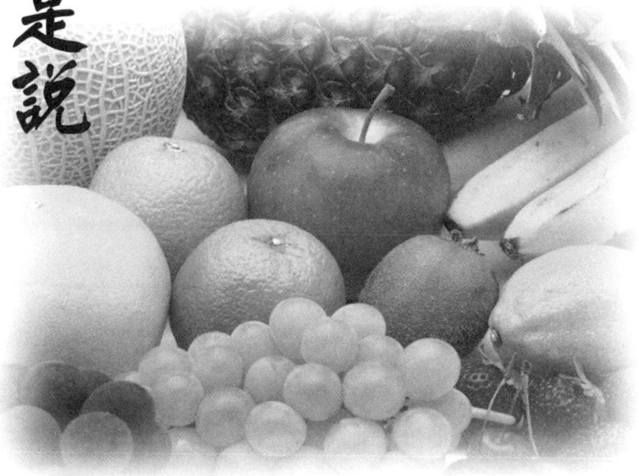

健康法則·如是說

【健康六原則】

健康是生命的延續，沒有了健康，生存與生活的意義都將蕩然無存。健康的正面意義在於沒有任何疾病、身心正常，而另一層的含義則在於預防疾病的發生。

中國傳統醫學的最大的特色就是「治未病」，治未病的觀念就是防患未然，在疾病未降臨之前，身體早已做好防疾的準備，期使疾病無法侵犯身體。《黃帝內經》云：「聖人不治已病治未病，不治已亂治未亂……，夫病已成而後藥之，亂已成而後治之，譬猶渴而穿井，鬥而鑄錐，不亦晚乎？」

要如何預防疾病，中醫養生論首重精神調養，「精神內傷，身必敗亡。」故歷代諸儒總勸人知足常樂、清心寡慾，以期斷了傷精神的病根——慾望。再者需保持適當的飲食，體質屬陽虛者，宜多食溫補食物；體質爲陰虛者，多進滋陰食品，並且飲食要有節制且清淡。

中醫預防疾病的第三點是順應四時，注意自然的氣候變化，平時宜多運動以增加免疫功能。最後就是適當的體息，中國人自古勤勞有餘，體閒不足，故常使身體超量負擔，以致積勞成疾，損傷身體的比比皆是。

除了中國傳統的養生之道外，日本近年來也流行所謂的健康六原則，這些原則通常是十分容易實行的。

第一：床的選擇。人的一生有三分之一的時間是在床上睡覺，所以選擇一張有益身心健康的床是非常重要的。一般而言，應該選擇硬而平的床。而蓋在身上的被，最好是輕而薄的。身體躺在硬床板上，容易讓身體各部份肌肉完全鬆弛，另外可以改善脊髓因久站而引起的壓迫，使脊髓恢復正常。再來就是對血管的影響，睡平而硬的床，可以刺激身體皮膚的活動，加速微血管的作用，使體內的碳酸氣迅速的排出體外。

第二：枕頭的選擇。中國人常說「高枕無憂」，言下之意，高枕而臥必無憂慮。事實上，高枕並不符合人體生理科學，反而常使人的頸椎彎折變形。正確的枕頭選擇，是應該選擇高度恰能使頭部平放的枕頭，原因是枕頭其實並非眞正的用來「枕頭」，而是應該枕頸，用固體式「枕頭」來枕頸，正好可使平躺床上時，脊髓的第三、第四節不致懸空或變曲。

第三：紓緩緊張的脊髓。人的頸脊骨常因維持固定姿勢，而覺得神經變得緊張，因此需做些合宜運動，鬆弛脊髓神經。平躺在床上，面部朝上，身體盡量上下伸展開，腳趾盡量向前伸，而雙手則可交叉放在頸下第四、五節頸脊骨處，像魚一樣的左右擺動身軀。如此可幫助血液流通，鬆弛神經。

第四：運動使全身血液流暢。仰臥床上，把頸部置於頸枕上，將四肢舉起與身體呈垂直狀，在後動頸帶動四肢。此運動在刺激四肢毛細管的伸縮。

第五：活動關節。仰臥於床，雙手伸直與身體呈垂直狀，然後將十指握拳張開，如此動作重複數次。

第六：運動頸部。坐在椅上，身體與腿呈垂直，腳輕鬆下垂，此時將肩部左右輪流一上一下抬起；接著將頭左右轉動數次且前後輪流輕點，這樣就可以充分的放鬆頸部肌肉。

這些健康小原則，在實行上並不會佔用太多的時間，或者花費太多精神，只需要隨時活動一下，就能使身體健康，達到防患疾病於未然的目的。

【午睡是維護精神的小點心】

中國人是世界上公認最勤勞的民族，早年經濟情況較差時，每天由早忙碌到晚上，尚是可以理解的事，工商進步的現代社會，經濟能力早已從平均所得數百美元躍升至一萬美元。但是勤奮的民族性，依然不改其勞動本色。

一個星期上班五天半，每日平均要花十小時工作外帶擠車，想想看，一天二十四小時裏，八小時用來睡眠，八小時上班，三小時用來擠車，餘下來的僅剩下五小時，而這時間必須用來吃飯、給孩子複習功課，或者處理家庭事務，所以說如何能利用有限的時間，「偷得浮生半日閒」是很重要的。

當然，這裏的「浮生半日閒」，並不是眞的去休息半天，而是仔細計畫利用時間，例如說——中午小睡片刻！

中午的休息時間，是一個「承先啓後」的時段。昨夜充足的睡眠，早在擠車塞車中磨掉了部分，神采奕奕進入辦公室的那一刻起，隨著時間的過去，精神也跟著一點一點的消失，直到中午休息時段，工作的疲倦第一次顯現出來，此時除了吃飯補充體力外，精神上也必須加以充電，而消除上午緊張疲倦的最佳途徑，即是睡午覺。

午睡雖然是短暫的休息，但卻帶給人許多益處，首先是片刻的小睡能讓血壓降低十五度~二十度，這樣正好能給予心臟一個休息的機會，接著是午睡時肌肉的放鬆，可以舒緩早上工作神經緊張的累積。

根據專家的研究十五分鐘午休的效果，大過早晨多睡一小時，而效率專家亦評估，整天的工作日，通常會產生兩個疲倦期，第一個約在下午一~三點，第二個在五~六點的時候，如果中午能稍做休息的話，不僅可以振奮第一階段的疲倦期，也能消失第二階段的疲憊感。因此，午睡可是一日工作中的「小點心」。

午睡是一種休息性質的睡眠，有別於午夜規律性的睡眠，因此睡覺時盡可能的放鬆心情，如果方便，可找個地方平躺下來，伸直身體，仰臥，以適當的東西當枕頭墊著，雙臂自然放鬆，置於身體兩旁，慢慢放鬆肌肉而入睡；若辦公室內無法平躺著睡，也可以坐在椅上，盡可能伸直雙腿，閉目休息。

總之，午睡是絕對有益於疲勞身心的恢復，上班族的朋友何妨放棄中午的逛街休閒活動，而在辦公室內閉目養神一番呢？

【休息是爲了走更長遠的路】

疲倦的產生，通常是因爲新陳代謝作用失常所致，但是，人是一種複雜的機器，它除了有體力的消耗外，還有腦力、感情上的消耗，因此人只要醒著就會思考，就會有情感的波動，而這些現象，皆是因爲人體神經刺激身體各部位的肌肉與器官，所產生出來的反應，於是乎大大小小不等的疲倦接踵而來。要消除這些疲倦唯有靠適當的休息。

通常一般人談到疲倦，都是指勞力上的疲倦，爬山回來非但沒有消除疲勞，有時反而會更累，從事一天體力上的工作，回家疲倦不堪，有時甚至在牌桌上坐了一天也都會產生疲倦。

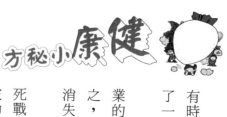

其實，談疲倦可分爲勞心與勞力兩方面來談，假如你是一個平常從事勞力行業的人，在放假的休閒時刻，拖著你去爬幾小時的山，你當然會疲憊不堪；反之，平日從事用腦工作的人，要他去空氣清新的地方活動活動，則可使其疲倦感消失。

那麼打牌是娛樂，應該不會令人如此疲倦吧？非也！打牌可是一種輸贏的生死戰，沒見幾個人打牌不想獲勝的，既有輸贏，無可避免的，會帶給人情緒上的波動及緊張，於是這些緊張與煩惱即是疲倦的源頭。

因此，別把娛樂和休息畫上等號，休息與娛樂的方式依舊是需要相互配合的，如果工作上勞力較多的人，當然娛樂的方式應採取靜態的活動，如聽場音樂會，或是看畫展等，讓身體盡量獲得靜態的休息；而坐辦公桌或從事寫作工作的人，則應多從事較具活動力或動作較多的娛樂，以期從娛樂中達到鬆弛神經的目的。

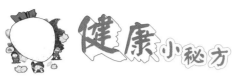

然而不論是從事體力工作或者勞心工作的人，都需要充分的睡眠，即便是工作時間與規律生活相反的人，如新聞工作者……等，在白天的時候也許可小寐一番，採取短時間而有效的休息方式來補足睡眠。

休息是爲了走更長遠的路，超過負荷，透支體力與腦力，只會縮短未來的生產力，進而提早結束追求生命美好的原動力。因此，每天規律的生活、充分的休息、適當的運動，是使人生健康的不二法門。

【早餐是健康之始】

生而爲人，不能不吃，那麼如何正確的「吃」，如何在吃的過程中獲得健康，應是人類最重要的事了。

先說吃的內容和健康的關係。現代的人幾乎都知道，人的體力來源，是身體供給了足夠的熱量。那麼熱量又是如何產生的呢？人體所需要的熱量大部份是來

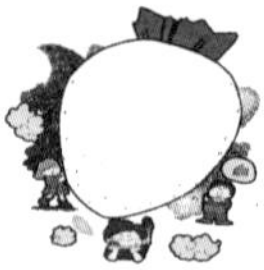

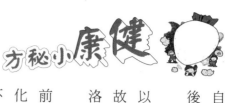

健康小秘方

自穀類、麥類及牛油，這些食物提供了蛋白質、脂肪和糖類，它們經過身體消化後，轉化成熱量，使人們產生好體力。

除了熱量外，人的身體尚需要一些礦物質、維生素、用以消化多餘的熱量，以維持生理的均衡狀態，所以正確飲食就應該是攝取並均衡身體所需的營養素，故在你的食物裏，必須要有提供蛋白質的肉類，礦物質、維生素的新鮮蔬果和卡洛里的糖類、脂肪。

飲食的習慣是影響身體健康的另一個因素，根據研究人員研究的結果，進食前或餓了一段時間，人的情緒會變得特別壞，而飯後就躺在床上休息則會妨礙消化。此外忽略了早餐的重要性，則會讓你一天的工作效率大打折扣，諸如上述的不良飲食習慣，都會損害食物所提供的效益，並危害人體健康。

在各種不良的飲食習慣中，以不吃早餐對健康影響最大，俗語說：「一日之計在於晨。」早晨是一天生活的開始，經過昨夜一晚的充足睡眠，人的身體處於最好的體能狀態，然而長時間的睡眠，早已將晚餐的食物消化殆盡，因此，早餐是補充體力的最好來源。

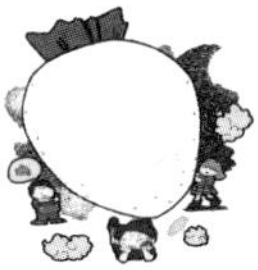

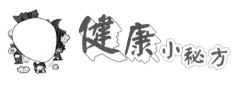

健康小秘方

但是，或許是都會生活改變了人們作習的時間。爲了趕上班、上學，人們早早的從家裏出門，來不及吃主婦們準備的早餐。爲了煮一頓早餐，昨天疲倦不堪的主婦，奮力爬下床，草草煮了早餐，這樣的早餐，通常衹是爲了方便而做，所以營養是否均衡就無法顧及了。

於是乎沒有吃早餐或匆匆吃了一頓沒有營養早餐的結果，致使身體缺乏體力，工作及讀書效率皆不彰。研究指出，進食一頓豐富營養早餐的學生，上課時較能精神貫注，而未進早餐者，則頭腦混沌，精神不濟，無法集中精神在課業上。

因此，使生活規律正常化、早睡早起、輕輕鬆鬆吃頓美好的早餐是值得追求健康的人們，多花些心思去做的。

【高不成，低不就——話說枕頭】

睡眠是人類生活中的一件大事，在這自然規律的生活中，人們每天有三分之一的時間是在睡眠中，因此與睡眠有關的用品，就成爲影響睡眠品質好壞的關鍵。所謂睡眠用品，即是指床、被與枕頭。

「床」需選擇硬而平，「被」需選擇薄而輕，那麼「枕頭」選擇的標準呢？簡單來說，合適的枕頭是它的彎度可滿足人體頸椎部生理曲線的要求，能使大腦皮層和頭部、頸部的肌肉得到放鬆，血脈保持暢通。

有些人睡覺總以爲選擇高枕較好，至少古語說「高枕無憂」呀！事實上呢！過高的枕頭容易阻礙血液循環。人體生理科學研究顯示，枕頭過高除了使頸椎骨變折彎曲外，亦會使得頸部下左右兩側，胸鎖乳突肌活動激烈，因此使得血管、氣道、肌肉、表皮受到扭曲，妨礙人體正常的血液循環。

高枕不好，那麼選擇低枕頭吧！選擇過低的枕頭也不好，因爲太低的枕頭會使頸椎骨落沈，原因是人體椎骨與後背間有條弧線，所以人的頭與背並不在一條直線上，它們大約有個三十度的偏差。因此用太低的枕頭，會使與腦直接相連的脊髓部分擴大彎曲線，而如果側睡時，又會因爲枕頭太低，使頸部產生折角，造成不舒適的睡姿，而且人類的頭部高，較接近心臟，一旦低於這個位置，容易因

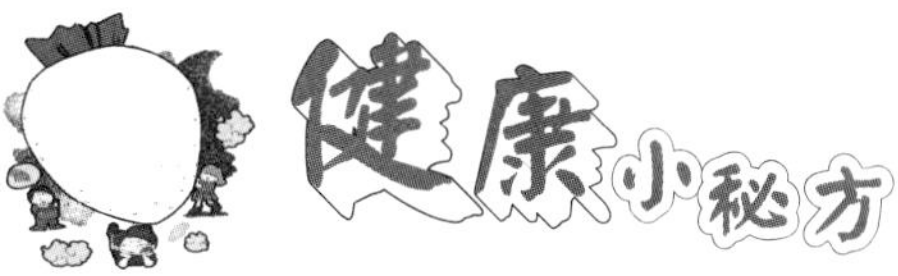

流入頭部的血液過多而造成大腦眩暈、眼皮浮重。故枕頭的選擇當不高不低。

枕頭的高度究竟要多少才算標準呢？其實並沒有一定的規定，看每個人的體型而定，一般而言以不超過人體肩寬爲宜，而材質上需要透氣性佳，柔軟且具彈性。

【枕頭健康小偏方】

◉綠豆枕

材　料：綠豆殼二斤、麻紗布（切勿使用塑膠袋）。

方　法：洗淨綠豆殼，晒乾後裝入乾淨的麻紗布內，再用枕套套住。

功　效：消暑、消炎、清熱、涼血、降血壓、使腦清目明。治頭風、頭暈、多汗、視力減退。

備　註：每二個月曝晒一次，六個月後換新。

◉防治感冒枕

材　料：卜荷、桂枝、桔梗、細辛、白芥子、防風、白朮、黃耆、麻黃、羌活各四兩，棉布枕套。

方　法：將上述材料混合日晒一天，待涼後裝入枕套。

功　效：清熱、補虛、理肺、預防感冒、肺氣、虛弱，增強抵抗力。

備　註：**每七天晒一次，七個星期後將藥材倒入鍋中微炒，再裝回枕套中，可用半年再換新。**

◉頭暈枕

材　料：甘菊花三斤，棉布枕套。

方　法：甘菊花挑去雜質，微炒後裝入枕套。

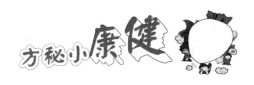

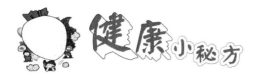

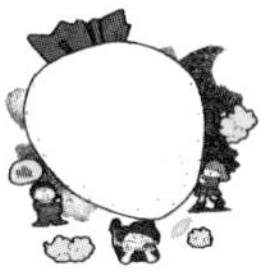

健康小秘方

功效：頭暈目眩，健忘。

備註：每星期日晒一次，八個月換新。

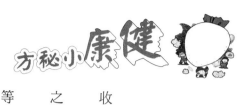

自然中汲取健康

汪小泉

常有人問我，怎樣吃最健康？

答案其實很簡單——均衡的營養攝取最健康。話雖如此，如何讓營養均衡吸收，卻是一門大學問。

一般家庭主婦都會爲家人準備新鮮水果，但多半人都不知道，各種水果所含之營養成分爲何？該吃多少才算過量？怎樣吃不致讓水果中的營養流失？

以番茄而言，番茄含有豐富的維生素C、A、B_1、B_2，以及鈣、磷、鐵、鉀等，其豐富的維生素C對於口角炎及口腔潰爛患者，有良好的消炎功效。但大多數人可能都不瞭解，上了年紀的人及腸胃炎患者並不適宜生食番茄。原因在於番茄生冷，吃多了會造成內臟蠕動減緩，以致腰酸背痛。

《讓自己健康的小秘方》一書介紹的，都是日常生活中常見的蔬菜瓜果；您可以藉由此書瞭解各種蔬果所含的營養成分及多寡，並指引您營養搭配和正確的攝取量，進而預防病痛侵擾。

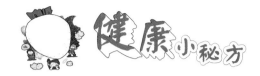

大自然中的營養，其實唾手可得，只要您翻開本書，並善加利用，必定能從大自然中擷取充足的營養，創造健康幸福的生活。

國家圖書館出版品預行編目資料

小秘方治百病／高 嵐編著
－－第一版－－ 台北市：知青頻道出版；
紅螞蟻圖書發行，2008.06
面　　公分.－－（健康IQ；24）
ISBN 978-986-6643-15-6 (平裝)

1.健康法 2.健康飲食 3.食療
411.1　　97006056

健康IQ 24
小秘方治百病
編　　著／高 嵐
美術構成／林美琪
校　　對／周英嬌、楊安妮
發 行 人／賴秀珍
榮譽總監／張錦基
總 編 輯／何南輝
出　　版／知青頻道出版有限公司
發　　行／紅螞蟻圖書有限公司
地　　址／台北市內湖區舊宗路二段121巷28號4F
網　　站／www.e-redant.com
郵撥帳號／1604621-1 紅螞蟻圖書有限公司
電　　話／(02)2795-3656（代表號）
傳　　眞／(02)2795-4100
登 記 證／局版北市業字第796號
數位閱聽／www.onlinebook.com
港澳總經銷／和平圖書有限公司
地　　址／香港柴灣嘉業街12號百樂門大廈17F
電　　話／(852)2804-6687
新馬總經銷／諾文文化事業私人有限公司
新 加 坡／TEL:(65)6462-6141　FAX:(65)6469-4043
馬來西亞／TEL:(603)9179-6333　FAX:(603)9179-6060
法律顧問／許晏賓律師
印 刷 廠／鴻運彩色印刷有限公司
出版日期／2008年 6 月　第一版第一刷

定價 220 元　港幣 73 元

ISBN 978-986-6643-15-6　　Printed in Taiwan